Optimierte Arzneimitteltherapie

Herausgeber:

Monika Schäfer-Korting

W0263227

Springer

*Berlin
Heidelberg
New York
Barcelona
Hongkong
London
Mailand
Paris
Singapur
Tokio*

Hans-Christoph Diener

Migräne

Mit 12 Abbildungen und 12 Tabellen

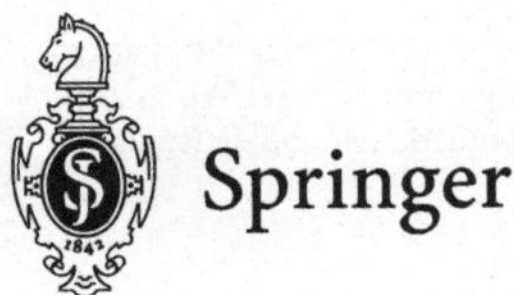

Springer

Professor Dr. MONIKA SCHÄFER-KORTING
FB Pharmazie-Institut Pharm. II
Pharmakologie und Toxikologie
Freie Universität Berlin
Königin-Luise-Straße 2+4
14195 Berlin

Professor Dr. HANS-CHRISTOPH DIENER
Klinik und Poliklinik für Neurologie
Universität Essen
Hufelandstraße 55
45122 Essen

Die Deutsche Bibliothek - CIP-Einheitsaufnahme
Diener, Hans-Christoph: Migräne / Hans-Christoph Diener. - Berlin; Heidelberg; New York; Barcelona; Hongkong; London; Mailand; Paris; Singapur; Tokio: Springer, 1999
(Optimierte Arzneimitteltherapie)
ISBN-13: 978-3-540-63950-3   e-ISBN-13: 978-3-642-59858-6
DOI: 10.1007/978-3-642-59858-6

Dieses Werk bestehend aus Buch und Diskette und ist urheberrechtlich geschützt. Die dadurch begründeten Rechte, insbesondere die der Übersetzung, des Nachdrucks, des Vortrags, der Entnahme von Abbildungen und Tabellen, der Funksendung, der Mikroverfilmung oder der Vervielfältigung auf anderen Wegen und der Speicherung in Datenverarbeitungsanlagen, bleiben, auch bei nur auszugsweiser Verwertung, vorbehalten. Eine Vervielfältigung dieses Werkes oder von Teilen dieses Werkes ist auch im Einzelfall nur in den Grenzen der gesetzlichen Bestimmungen des Urheberrechtsgesetzes der Bundesrepublik Deutschland vom 9. September 1965 in der jeweils geltenden Fassung zulässig. Sie ist grundsätzlich vergütungspflichtig. Zuwiderhandlungen unterliegen den Strafbestimmungen des Urheberrechtsgesetzes.

© Springer-Verlag Berlin Heidelberg 1999
Softcover reprint of the hardcover 1st edition 1999

Die Wiedergabe von Gebrauchsnamen, Warenbezeichnungen usw. in diesem Werk berechtigt auch ohne besondere Kennzeichnung nicht zu der Annahme, daß solche Namen im Sinne der Warenzeichen- und Markenschutzgesetzgebung als frei zu betrachten wären und daher von jedermann benutzt werden dürften.

Umschlaggestaltung: de'blik, Berlin
SPIN: 10568660   14/3133 – 5 4 3 2 1 0 – Gedruckt auf säurefreiem Papier

Inhaltsverzeichnis

1 Einleitung

Bis vor kurzem wäre ein Buch zur medikamentösen Therapie der Migräne kurz und langweilig geworden. Es hätte in der Akuttherapie der Migräne Acetylsalicylsäure und Ergotamin erwähnt. Bedingt durch die tieferen Einblicke in die Pathophysiologie von Kopfschmerzen, insbesondere der Migräne, wurde eine neue Generation von Migränemitteln entwickelt, die spezifischen Serotonin-(5-HT-)-Rezeptoragonisten, die an den 5-HT_{1B}- und 5-HT_{1D}-Rezeptoren angreifen. Darüber hinaus wurden in den letzten 15 Jahren neue Strategien zur Prophylaxe von Kopfschmerzen entwickelt. Das vorliegende Buch bemüht sich, die neuen Therapiekonzepte zur Akuttherapie und Prophylaxe von Kopfschmerzen darzustellen. Dabei wird bei den einzelnen Substanzen Wert auf die Darstellung von Wirkungsmechanismus, Anwendung, Nebenwirkungen, Kontraindikationen und Wechselwirkungen gelegt.

2 Epidemiologie und Klinik der Migräne

2.1 Epidemiologie

Migräne ist eine der häufigsten Kopfschmerzformen überhaupt. Etwa 6–8% aller Männer und 12–14% aller Frauen leiden unter einer Migräne (Stewart et al.1992, Rasmussen 1995). Vor der Pubertät beträgt die Häufigkeit der Migräne 4–5%. Jungen und Mädchen sind gleich häufig betroffen. Die höchste Inzidenz der Migräneattacken tritt zwischen dem 35. und 45. Lebensjahr auf. In dieser Lebensphase sind Frauen dreimal häufiger betroffen als Männer. Migräneattacken sind bei Frauen auch meist länger und intensiver. Dies erklärt auch, warum Frauen in klinischen Studien zur Therapie der Migräne deutlich überrepräsentiert sind. Die Migränehäufigkeit ist bei fast allen bisher untersuchten Völkern der Erde gleich. Lediglich in China scheint die Migräneprävalenz etwas geringer zu sein.

2.2 Klinik

Bei der Migräne kommt es attackenweise zu heftigen, meist einseitigen pulsierend-pochenden Kopfschmerzen, die bei körperlicher Betätigung an Intensität zunehmen. Die einzelnen Attacken sind begleitet von Appetitlosigkeit (fast immer), Übelkeit (80%), Erbrechen (40–50%), Lichtscheu und Lärmempfindlichkeit und Überempfindlichkeit gegenüber bestimmten Gerüchen. Wenn die Kopfschmerzen einseitig sind, können sie innerhalb einer Attacke oder von Attacke zu Attacke die Seite wechseln. Die Kopfschmerzen beginnen häufig im Nacken, und es wird deswegen fälschlicherweise angenommen, daß die Halswirbelsäule einen kausalen Bezug zur

Migräne hat. Die Kopfschmerzen breiten sich dann über die Kopf- und Schläfenregion bis in das Gesicht aus. Die Dauer der Attacken beträgt zwischen 4 und 72 Stunden (Headache Classification Committee of the International Headache Society 1988). Bei Kindern sind die Attacken deutlich kürzer. Bei Kindern können Migräneattacken auch fast ausschließlich mit heftiger Übelkeit, Erbrechen und Schwindel einhergehen.

Bei etwa 10–15% der Patienten geht der eigentlichen Kopfschmerzphase eine Periode mit neurologischen Reiz- und Ausfallserscheinungen voraus, die als Migräneaura bezeichnet wird. Früher wurde diese Migräneform als Migraine accompagnée bezeichnet. Die meisten Patienten leiden unter Reiz- und Ausfallssymptomen des visuellen Cortex mit unsystematischen Sehstörungen, der Wahrnehmung von Lichtblitzen und Fortefikationen (gezackte Lichtlinien) und Gesichtsfelddefekten. Neben Sehstörungen kann es zu Sensibilitätsstörungen, Paresen, Sprech- oder Sprachstörungen, Schwindel und Gleichgewichtsstörungen kommen. Typisch für die Migräneaura ist, daß sich die Symptome über einen Zeitraum von 10–20 min entwickeln und dann langsam wieder zurückbilden. Anschließend beginnt die eigentliche Kopfschmerzphase.

Vor Beginn der eigentlichen Migräneattacke verspüren viele Patienten eine Prodromalphase mit Störungen des Flüssigkeitshaushaltes (Ödeme), Verstopfung, Heißhunger auf Süßigkeiten, Müdigkeit, Aggressivität oder gesteigertem Antrieb.

Unter einer menstruellen Migräne werden Migräneattacken verstanden, die ausschließlich oder fast ausschließlich in engem zeitlichen Zusammenhang mit der Monatsblutung auftreten (MacGregor 1996). Diese Attacken sind häufig länger und damit schwieriger zu behandeln als normale Migräneattacken.

Während der Schwangerschaft wird die Migräne häufig besser, in etwa einem Drittel der Fälle sistiert sie ganz, um dann nach der Geburt wieder erneut in Erscheinung zu treten.

Im natürlichen Verlauf nimmt die Häufigkeit und Schwere von Migräneattacken nach dem 45. Lebensjahr langsam ab. Dies hat nicht ausschließlich mit den Wechseljahren zu tun, da es auch bei Männern in diesem Alter zu einer Abnahme der Häufigkeit und Schwere der Migräneattacken kommt.

2.3   Genetik

Viele Zwillingsstudien wiesen bereits darauf hin, daß es sich bei der Migräne mit hoher Wahrscheinlichkeit um eine Erbkrankheit handelt (Honkasalo et al. 1995). Für eine spezielle Sonderform der Migräne, nämlich die familiär-hemiplegische Migräne, bei der es während der Migräneattacken im Rahmen der Aura zu einer fast kompletten halbseitigen Lähmung kommt, wurden Gendefekte auf dem Chromosom 19, auf dem Chromosom 1 und dem Chromosom 6 identifiziert (Ophoff et al. 1997, Gardner et al. 1997, Ducros et al. 1997). Das Gen auf dem Chromosom 19 codiert einen überwiegend cerebral exprimierten P/Q-Calciumkanal, so daß anzunehmen ist, daß es sich bei der Migräne wie bei anderen intermittierenden neurologischen Erkrankungen wahrscheinlich um eine sog. Kanalkrankheit handelt. Bei diesen Krankheiten kommt es zu vorübergehenden Funktionsstörungen von Ionenkanälen, die dann zu reversiblen neurologischen Ausfällen führen.

2.4   Triggerfaktoren

Hierbei handelt es sich um biologische Faktoren oder Umwelteinflüsse, die bei entsprechender innerer Reaktionsbereitschaft eine Migräneattacke auslösen können (aber nicht müssen). Die meisten Patienten verwechseln allerdings Triggerfaktoren, die die Migräneattacke anstoßen, mit den eigentlichen biologischen Ursachen der Migräne.

Hormonschwankungen bei Frauen sind wesentliche Triggerfaktoren. Dies erklärt die Häufung von Migräneattacken während der Periode und während des Eisprungs. Bei Ersteinnahme von Hormonpräparaten entweder zur Empfängnisverhütung oder nach den Wechseljahren zur Behandlung von Beschwerden im Rahmen der Menopause oder zur Osteoporoseprophylaxe kann es zu einer Erstmanifestation der Migräne oder zu einer Verschlechterung einer vorbestehenden Migräne kommen.

Im Verhaltensbereich sind Änderungen des Schlaf-Wach-Rhythmus mögliche Triggerfaktoren, was zum Teil erklären könnte, warum die Migräne am Wochenende häufiger auftritt als unter der Woche.

Umweltfaktoren wie Flackerlicht, Lärm, Aufenthalt in großer Höhe, Aufenthalt in Kälte und verqualmte Räume können ebenfalls Migräneattacken auslösen. Psychologische Faktoren sind Erwartungsangst, Streß und Entlastungsreaktionen nach Streß.

Substanzen, die Migräneattacken auslösen können, sind Alkohol, insbesondere in Form von Rotwein, und sehr selten Nahrungsmittel wie bestimmte Käsesorten und Schokolade.

Auch Schwankungen des Coffein-Spiegels bei regelmäßigem Coffeingenuß können zu Migräneattacken führen.

Am häufigsten genannt, aber wissenschaftlich nicht belegt sind Wettereinflüsse, insbesondere Fön in Süddeutschland und in den Alpenregionen.

2.5   Diagnostik

Die Diagnose einer Migräne wird rein klinisch aufgrund der anamnestischen Angaben des Patienten gestellt. Zur Diagnostik gehören eine gründliche neurologische und internistische Untersuchung und, wenn Zweifel an der Diagnose bestehen, bildgebende Diagnostik wie ein Computertomogramm (Diener 1996). Besteht die Migräne seit langem, sind die Attacken typisch und hat sich die Attackenfrequenz und -schwere nicht geändert, besteht keine Indikation für die Durchführung von Computertomographie oder Kernspintomographie. Das Elektroenzephalogramm zeigt bei vielen Migränepatienten eine paroxysmale oder generalisierte Dysrhythmie. Diese Veränderungen sind aber nicht spezifisch und beweisend.

2.6   Behandlungsziele

Da die Migräne mit hoher Wahrscheinlichkeit eine biologisch bedingte und genetisch determinierte Erkrankung ist, besteht keine Möglichkeit, die Krankheit zu heilen. Dies muß dem Patienten frühzeitig mitgeteilt werden. Ziel der Behandlung ist es, die akuten Attacken hinsichtlich Schwere der Kopfschmerzen, Dauer der Attacke und Ausprägung der Begleitsymptome zu behandeln. In vielen Fällen ist ein völliges Unterdrücken der Kopfschmerzen oder eine Beendigung (Coupierung) der Attacke nicht möglich. Treten Attacken sehr häufig auf, besteht die Indikation für eine medikamentöse oder nicht-medikamentöse Prophylaxe (Vorbeugung). Ziel dieser Intervalltherapie ist es, die Häufigkeit, Schwere und Dauer der Attacken zu reduzieren. In den meisten Fällen ist es aber nicht möglich, durch eine medikamentöse oder nicht-medikamentöse Prophylaxe die Zahl der Attacken soweit zu reduzieren, daß fast keine Migräneattacken mehr auftreten.

Literatur

Diener HC (1996) Technische Zusatzuntersuchungen bei Kopfschmerzen: was ist notwendig und erforderlich? Der Schmerz 10:135–139

Ducros A, Joutel A, Vahedi K, Cecillon M, Ferreira A, Bernard E, Verier A, Echenne B, Lopez de Munain A, Bousser M-G, Tournier-Lasserve E (1997) Mapping of a second locus for familial hemiplegic migraine to 1q21–q23 and evidence of further heterogenity. Ann Neurol 52:885-890

Gardner K, Barmada MM, Ptacek LJ, Hoffman EP (1997) A new locus for hemiplegic migraine maps to chromosome 1q31. Neurology 49:1231–1238

Headache Classification Committee of the International Headache Society (1988) Classification and diagnostic criteria for headache disorders, cranial neuralgias and facial pain. Cephalalgia 8, (Suppl 7):1–93

Honkasalo M-L, Kaprio J, Winter T, Heikkilä K, Sillanpää, Koskenvuo M (1995) Migraine and concomitant symptoms among 8167 adult twin pairs. Headache 35:70–78

MacGregor EA (1996) "Menstrual" migraine: towards a definition. Cephalalgia 16:11–21

Ophoff RA, Terwindt GM, Vergouwe MN, van Eijk R, Oefner PJ, Hoffman SMG, Lamerdin JE, Mohrenweiser HW, Bulman DE, Ferrari M, Haan J, Lindhout D, van Ommen G-JE, Hofker MH, Ferrari MD, Frants RR (1997) Familial hemiplegic migraine and episodic ataxia type-2 are caused by mutations in the Ca^{2+} channel gene CACNL1A4. Cell 87:543–552

Rasmussen BK (1995) Epidemiology of headache. Cephalalgia 15:44–45

Stewart WF, Lipton RB, Celentano DD, Reed ML (1992) Prevalence of migraine headache in the United States - relation to age, race, income, and other sociodemographic factors. J Am Med Assoc 267:64–69

3 Migränemittel, Prinzipien der Therapie

In den folgenden Abschnitten wird eine Vielzahl von Substanzen vorgestellt, die entweder bei der Behandlung akuter Kopfschmerzen oder zur Prophylaxe Verwendung finden. Die Darstellung in den einzelnen Kapiteln gliedert sich in:

3.1 Wirkungsmechanismus

Soweit bekannt, werden hier Rezeptorbindung und -selektivität und Wirkung in Tierversuchen oder Zellkulturen dargestellt. Da nur für die Medikamente zur Akuttherapie der Migräne Tiermodelle zur Verfügung stehen, werden diese im folgenden Kapitel ausführlicher dargestellt.

3.2 Pharmakokinetik

In diesem Abschnitt werden jeweils Resorption, Bioverfügbarkeit, Eiweißbindung, Metabolismus und Elimination beschrieben. Eine gute Bioverfügbarkeit ist bei Migränemitteln und Medikamenten zur Behandlung des Cluster-Kopfschmerzes besonders wichtig, da es hier auf einen raschen Wirkungseintritt ankommt. Weiterhin werden jeweils – soweit untersucht – Interaktionen mit Medikamenten zur Akuttherapie von Kopfschmerzen, zur medikamentösen Prophylaxe und mit anderen häufig eingenommenen Medikamentengruppen wie Antidepressiva dargestellt.

3.3   Wirksamkeit

In der Akuttherapie von Kopfschmerzen hat sich in der Zwischenzeit eine von der Forschungsabteilung von Glaxo eingeführte Skala zur Quantifizierung von Kopfschmerzen durchgesetzt (Pilgrim 1991). Kopfschmerzen werden dabei anhand einer 4-Punkte-Skala bewertet, die von 0 (keine Kopfschmerzen) über 1 (leichte Kopfschmerzen), 2 (mittelschwere Kopfschmerzen) bis 3 (sehr starke Kopfschmerzen) reicht. Als Erfolgskriterium wird der Prozentsatz von Patienten angesehen, bei dem es innerhalb eines definierten Zeitraums (meist nach 2 Stunden) zu einer Besserung der Kopfschmerzintensität des Grades 3 oder 2 auf 1 oder 0 kommt. Methodischer Nachteil dieser Evaluierung ist, daß dieser Parameter nicht linear ist, da beispielsweise eine Besserung von Kopfschmerzen von sehr intensiv auf kopfschmerzfrei genauso als Erfolg bewertet wird wie eine Änderung von mittelschweren Kopfschmerzen zu leichten Kopfschmerzen. Der Zeitpunkt, zu dem der Erfolgsparameter erfaßt wird, hängt von der Pharmakokinetik des einzelnen Arzneimittels ab. Substanzen zur Injektion werden nach 15 oder 30 Minuten evaluiert, orale Medikamente mit langsamer Resorption 2 und 4 Stunden nach Einnahme. Ein zweiter und härterer Erfolgsparameter ist der Prozentsatz der Patienten, der nach einem vordefinierten Zeitintervall, in der Regel nach 2 Stunden, vollständig kopfschmerzfrei ist. Bei einem gewissen Prozentsatz von Patienten kommt es nach erfolgreicher Behandlung einer Migräneattacke zum Wiederauftreten der Kopfschmerzen (Headache recurrence oder secondary treatment failure). Operational wird das Wiederauftreten der Kopfschmerzen definiert als Kopfschmerzen, die sich nach Medikamenteneinnahme von ausgeprägt oder mittelstark zu leicht oder keinen Kopfschmerzen entwickeln und bei denen es im Zeitraum zwischen 4 und 24 Stunden nach Medikamenteneinnahme zu einer Verstärkung der Kopfschmerzen auf das Niveau mittelstark oder stark kommt. Weiterhin werden in Migränestudien die vegetativen Nebenerscheinungen wie Übelkeit, Erbrechen, Lichtscheu und Lärmempfindlichkeit erfaßt.

Die Darstellungen der Wirksamkeit der verschiedenen Migränemittel umfaßt zunächst Dosisfindungsstudien, Wirksamkeitsstudien im Vergleich zu Placebo, Studien mit Vergleichssubstanzen sowie Erfahrungen aus der Langzeitanwendung. Weiterhin dargestellt werden die Einzeldosierung, die Maximaldosierung pro Attacke und die vom Autor empfohlenen Maximaldosierungen pro Woche und pro Monat.

Für die Kopfschmerzprophylaxe gelten andere Parameter. In der Migräneprophylaxe hat sich als zuverlässigster Parameter die Reduktion der Migränetage pro Monat im Vergleich zu einer Baseline-Phase herausgestellt (The International Headache Society Committee on Clinical Trials in Migraine 1991). Sekundäre Zielpunkte sind die Dauer der Migräneattacken, die Zahl der Migräneattacken, die Intensität der Kopfschmerzen während der Attacken sowie die Einnahme von Akutmedikation. In der Prophylaxe von Spannungskopfschmerzen wird die Reduktion der Kopfschmerztage erfaßt. Als Erfolgskriterium wird eine Abnahme der Kopfschmerztage um mindestens 50% angenommen.

Im folgenden werden dann spezielle Patientengruppen und ihre therapeutischen Bedürfnisse dargestellt. Bei der Migräne werden Daten zur menstruellen Migräne, zur Behandlung bei Kindern und Jugendlichen und zur Behandlung älterer Menschen präsentiert.

3.4 Nebenwirkungen (unerwünschte Arzneiwirkungen)

In diesem Abschnitt werden spezifische und unspezifische Nebenwirkungen gegliedert nach Häufigkeit dargestellt. In klinischen Studien müssen alle vom Patienten berichteten unerwünschten Ereignisse erfaßt werden unabhängig davon, ob sie durch das eingenommene Medikament, die zu behandelnde Krankheit oder andere unabhängige Ursachen bedingt sind. Um die Nebenwirkungsrate plausibel erfassen zu können, hat der Autor wenn möglich immer die Differenz zwischen Verum und Placebo dargestellt und gekennzeichnet, ob es sich bei dieser Nebenwirkung um eine Erscheinung der Grunderkrankung oder eine tatsächlich medikamenteninduzierte Erscheinung handelt.

3.5   Kontraindikationen (Gegenanzeigen)

In diesem Abschnitt werden die bekannten Kontraindikationen dargestellt.

3.6   Ratschläge zur Anwendung

Hier hat der Autor seine eigenen persönlichen Erfahrungen zum Einsatz der entsprechenden Substanzen oder Substanzgruppe niedergelegt.

Literatur

Pilgrim AJ (1991) Methodology of clinical trials of sumatriptan in migraine and cluster headache. Eur Neurol 31:295–299

The International Headache Society Committee on Clinical Trials in Migraine (1991) Guidelines for controlled trials of drugs in migraine. First edition. Cephalalgia 11:1–12

4 Tiermodelle der Migräne

4.1 Vasokonstriktion cerebraler Arterien

Einige pathophysiologische Vorstellungen zur Migräne beim Menschen gehen davon aus, daß es während der Attacke zu einer Dilatation von Arterien und Arteriolen des Gehirns und der Dura kommt. Unter dieser Vorstellung wurde Sumatriptan als Substanz entwickelt, die selektiv cranielle Arterien konstringiert und eine geringere vasokonstriktorische Wirkung an Koronararterien und peripheren Arterien hat (Humphrey und Feniuk 1991). Auch neue Migränemittel werden dahingehend entwickelt, daß sie potente Vasokonstriktoren cranieller und duraler Arterien sein müssen. Aus Sicherheitsgründen sollen sie gleichzeitig eine möglichst geringe vasokonstriktorische Wirkung an den Koronarien haben. Entsprechende Experimente werden an der A. basilaris, der A. cerebri media und der A. mengingea media von Tieren und menschlichen Arteriensegmenten, die bei frisch Verstorbenen entnommen werden, durchgeführt. Die vasokonstriktorische Wirkung wird überwiegend durch 5–HT$_{1B}$-Rezeptoren vermittelt.

4.2 Hemmung der neurogenen Entzündung

Wird im Tierexperiment bei Meerschweinchen oder bei der Ratte das Ganglion Gasseri des N. trigeminus auf einer Seite elektrisch stimuliert, kommt es auf dieser Seite im Bereich der Dura zu einer Vasodilatation, zu einer Endothelschädigung und zur Extravasation von Plasmabestandteilen in die perivaskulären Räume (Buzzi et al. 1995). Diese Extravasation kann durch Farbstoff oder durch radioaktiv markiertes Albumin kenntlich gemacht werden. Verglichen wird dann der Plasmaaustritt auf der stimulierten Seite mit dem der nicht stimulierten Seite. Ergotamin, Dihydroergotamin und die Triptane sind ebenso potente Hemmer der neurogenen Entzündung wie Acetylsalicylsäure und nicht-steroidale Antirheumatika (Buzzi et al. 1989, Buzzi und Moskowitz 1990). Ob die neurogene Entzündung bei der menschlichen Migräne eine Rolle spielt, ist umstritten. Es gibt potente Hemmer der neurogenen Entzündung wie beispielsweise den Endothelinantagonisten Bosentan, mehrere Substanz P-Antagonisten und CP122.288, die alle bei der menschlichen Migräne nicht wirksam sind (May et al. 1996, Goldstein et al. 1997). Untersuchungen an der menschlichen Retina während Migräneattacken ergaben ebenfalls keinen Hinweis für eine Permeabilitätserhöhung der Retinagefäße. Die Gefäße der Retina werden wie die des Gehirns vom N. trigeminus innerviert.

4.3   Hemmung der Freisetzung vasoaktiver Neuropeptide

Wie oben aufgeführt, ist die Rolle von Substanz P ungeklärt. Eine wesentliche Rolle scheint jedoch Calcitonin gene-related peptide (CGRP) zu spielen. CGRP ist ein Neuropeptid, das eine Vasodilatation hervorruft. Im Tierexperiment kann bei elektrischer Stimulation des Ganglion Gasseri ipsilateral im venösen Blut der V. jugularis eine erhöhte Konzentration von Substanz P und Calcitonin gene-related peptide festgestellt werden, die durch die Gabe von Ergotamin oder einem Triptan normalisiert werden kann (Goadsby und Edvinson 1993). Ähnliche Veränderungen finden sich auch bei der menschlichen Migräne (Abb 1).

4.4   Hemmung von Schmerzsignalen im Nucleus caudalis des N. trigeminus

Schmerzsignale, die aus den Wänden der Blutgefäße stammen, werden beim Tier und gleichermaßen beim Menschen im Nucleus caudalis des N. trigeminus, der im Hirnstamm und im oberen Halsmark liegt, umgeschaltet. Schmerzsignale oberhalb des Tento-

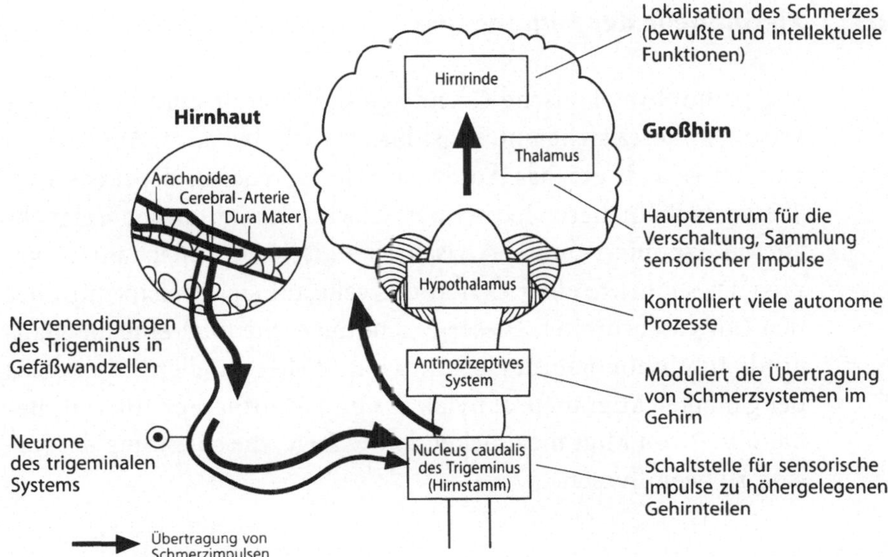

Abb. 1. Interaktionen des trigemino-vaskulären Systems, des antinozizeptiven Systems und der höheren Zentren des Gehirns: schematische Darstellung der Abläufe während einer Migräneattacke

riums werden afferent über den 1. Trigeminusast geleitet. Schmerzsignale, die unterhalb des Tentoriums entstehen, werden über die Wurzeln C2 und C3 geleitet. Neurophysiologisch kann die Aktivität der Neurone, welche die Schmerzsignale vermitteln, im Nucleus caudalis erfaßt werden. Das Tierexperiment wird so durchgeführt, daß der Sinus sagittalis superior freigelegt und mechanisch bzw. elektrisch stimuliert wird oder alternativ, daß die Dura beispielsweise durch Applikation von Capsaicin oder Substanz P gereizt und dann mit Einzelzellelektroden die neuronale Aktivität im Nucleus caudalis abgeleitet wird. Dann wird das zu untersuchende Migränemittel systemisch gegeben oder lokal mikroiontophoretisch appliziert und die Änderung der neuronalen Aktivität gemessen (Goadsby und Hoskin 1996, Hoskin et al. 1996, Cumberbatch et al. 1997).

4.5   Tiermodelle der Migräneaura

Die pathophysiologische Grundlage der Migräneaura beim Menschen (weiteres siehe unten) ist bisher nicht bekannt. Am ehesten handelt es sich um das Äquivalent der spreading depression im Tierversuch. In diesen Experimenten wird der Cortex von Versuchstieren exponiert und elektrisch, chemisch oder mechanisch gereizt. Dies führt zu einer Exzitationswelle, die sich kreisförmig über den Cortex ausbreitet. Dieser Exzitationswelle folgt eine langdauernde Inhibition neuronaler Aktivität. Bisher ist allerdings keines der gängigen Migräneprophylaktika und Akuttherapeutika zur Behandlung von Migräneattacken in der Lage, die spreading depression zu beeinflussen.

Literatur

Buzzi MG, Bonamini M, Moskowitz MA (1995) Neurogenic model of migraine. Cephalalgia 15:277–280

Buzzi G, Sakas DE, Moskowitz MA (1989) Indomethacin and acetylsalicylic acid block neurogenic plasma protein extravasation in rat dura mater. Eur J Pharmacol 165:251–258

Buzzi G, Moskowitz MA (1990) The antimigraine drug, sumatriptan (GR43175), selectively blocks neurogenic plasma extravasation from blood vessels in dura mater. Br J Pharmacol 99:202–206

Cumberbatch MJ, Hill RG, Hargreaves RJ (1997) Rizatriptan has central antinociceptive effects against durally evoked responses. Eur J Pharmacol 328:37–40

Goadsby PJ, Edvinsson L (1993) The trigeminovascular system and migraine: studies characterizing cerebrovascular and neuropeptide changes seen in humans and cats. Ann Neurol 33:48–56

Goadsby PJ, Hoskin KJ (1996) Inhibition of trigeminal neurons by intravenous administration of the serotonin (5-HT)1B/D receptor agonist zolmitriptan (311C90): Are brain stem sites therapeutic target in migraine? Pain 67:355–359

Goldstein DJ, Wang O, Saper JR, Stoltz R, Silberstein ST, Mathew NT (1997) Ineffectiveness of neurokinin-1 antagonist in acute migraine: crossover study. Cephalalgia 17:785–790

Hoskin KL, Kaube H, Goadsby PJ (1996) Central activation of the trigeminovascular pathway in the cat is inhibited by dihydroergotamine – A c-fos and electrophysiological study. Brain 119:249–256

Humphrey PPA, Feniuk W (1991) Mode of action of the anti-migraine drug sumatriptan. Trends Pharmacol Sci 12:444–445

May A, Gijsman HJ, Wallnöfer A, Jones R, Diener HC, Ferrari MD (1996) Endothelin antagonist bosentan blocks neurogenic inflammation, but is not effective in aborting migraine attacks. Pain 67:375–378

5 Akuttherapie der Migräneattacke

5.1 Antiemetika

Migräneattacken werden typischerweise von vegetativen Begleiterscheinungen wie Übelkeit und Erbrechen begleitet. Dabei kommt es zu einer Verringerung der Peristaltik, so daß oral eingenommene Medikamente nur verzögert ins Duodenum und in tiefere Dünndarmabschnitte transportiert werden, wo sie dann auch verzögert resorbiert werden. Die Wirksamkeit oral eingenommener Medikamente, seien es Analgetika oder spezifische Migränemittel, hängt aber überwiegend von der Zeit ab, bis die maximale Konzentration im Serum erreicht wird. Dies erklärt, warum häufig Analgetika – allein eingenommen – nicht ausreichend wirksam sind.

Prokinetische Antiemetika sollen Übelkeit und Erbrechen bekämpfen und gleichzeitig die mangelnde Peristaltik des Magens wieder anstoßen.

5.1.1 Metoclopramid

Metoclopramid wirkt überwiegend über das dopaminerge System. Dies erklärt auch die typischen, wenn auch seltenen extrapyramidalmotorischen Nebenwirkungen bei Kindern und bei empfindlichen Erwachsenen. Metoclopramid hat antiemetische Wirkungen und beschleunigt die Magenentleerung. Nach oraler Gabe werden maximale Plasmakonzentrationen innerhalb von 30 bis 120 Minuten erreicht. Die Eliminationshalbwertszeit beträgt 3–5 Stunden.

Metoclopramid steht für die orale Einnahme als Tabletten, Kapseln (10 mg) und Tropfen (1 ml=4 mg), für die rektale Applikation als Suppositorien (10, 20 mg) und als Injektionslösung für die parenterale Applikation zur Verfügung.

Seltene Nebenwirkungen sind extrapyramidal-dyskinetische Syndrome mit okulogyren Krisen (Verdrehen der Augen nach oben oder nach unten) sowie Schlund- und Zungenkrämpfen. Die extrapyramidalmotorischen Nebenwirkungen können sofort durch die intravenöse Injektion von Biperiden (Akineton®) beseitigt werden. Weitere Nebenwirkungen sind motorische Unruhezustände, Müdigkeit und Schwindel.

Kontraindiziert ist Metoclopramid bei Kindern und Jugendlichen unter 14 Jahren, bei Vorliegen einer Hyperkinese und bei einer Epilepsie, da die Substanz potentiell die Krampfschwelle senkt. Weiterhin sollte Metoclopramid nicht in den ersten 3 Monaten einer Schwangerschaft und in der Stillzeit eingenommen werden.

5.1.2 Domperidon

Domperidon (Motilium®) überschreitet sehr viel weniger die Blut-Hirnschranke als Metoclopramid und führt daher auch seltener zu extrapyramidal-motorischen Nebenwirkungen. Domperidon blokkiert Dopamin-D_2-Rezeptoren in der Chemorezeptoren-Triggerzone (Area postrema). Die empfohlenen Dosierungen liegen zwischen 10 und 30 mg per os als Tabletten oder als Tropfen (1 ml=10 mg). Domperidon kann allerdings nicht zum Einsatz kommen, wenn bereits ausgeprägte Übelkeit besteht und in Kürze Erbrechen zu erwarten ist. Domperidon ist kontraindiziert bei Kindern unter 10 Jahren, bei Vorliegen von Hyperkinesen, bei Epilepsie und in der Schwangerschaft.

5.1.3 Andere Antiemetika

Zu den anderen Antiemetika, insbesondere Antiemetika aus der Gruppe der Antihistaminika sowie spezifischen Antiemetika wie 5-HT_3-Antagonisten, liegen entweder keine Studien vor oder die Substanzen sind unwirksam.

5.1.4 Ratschläge zur Anwendung

Prokinetische Antiemetika sollten grundsätzlich verwendet werden, wenn akute Migräneattacken mit Analgetika oder Mutterkornalkaloiden behandelt werden. Dies gilt auch für Attacken, die nicht mit Übelkeit und Erbrechen einhergehen, da durch die Kombination mit Antiemetika die eingenommenen Analgetika rascher resorbiert und höhere Plasmaspiegel erreicht werden (MacGregor et al. 1993, Ross-Lee et al. 1983, Tfelt-Hansen und Olesen 1984).

In Einzelfällen sollten prokinetische Antiemetika auch zusammen mit spezifischen Migränemitteln wie den Triptanen gegeben werden, da mit dieser Technik Therapieresistenz durchbrochen werden kann.

Nachteil der Antiemetika ist, daß sie verschreibungspflichtig sind und damit für Patienten, die üblicherweise ihre Migräneattacken mit frei verkäuflichen Analgetika behandeln, einen Arztbesuch notwendig machen (Tabelle 1).

Tabelle 1. Antiemetika in der Migränetherapie

Substanzen	Dosis	Nebenwirkungen	Kontraindikationen
A			
Metoclopramid (z. B. Paspertin®)	10–20 mg p.o. 20 mg rektal 10 mg i.m. i.v.	extrapyramidal-dyskinetisches Syndrom, Unruhezustände	Kinder unter 14 Jahren, Hyperkinesen, Epilepsie, Schwangerschaft
Domperidon (Motilium®)	20–30 mg p.o.	seltener als bei Metoclopramid	Kinder unter 10 Jahren, sonst siehe Metoclopramid

A = Therapieempfehlung stützt sich auf mehrere Placebo-kontrollierte Studien oder eine Meta-Analyse

5.2   Analgetika

Mehr als die Hälfte aller Patienten mit Migräne können ihre Migräneattacken ausreichend mit frei verkäuflichen Analgetika wie Acetylsalicylsäure, Paracetamol oder Ibuprofen behandeln. Hierbei handelt es sich aber überwiegend um leichte bis mittelschwere Migräneattacken. Schwere und langdauernde Migräneattacken benötigen meist eine Behandlung durch spezifische Migränemittel wie die Mutterkornalkaloide oder die später referierten Triptane.

Insgesamt gibt es nur sehr wenige, modernen Maßstäben gerechtwerdende prospektive Studien zum Einsatz von Analgetika bei der Migräne. Dies liegt daran, daß die Zulassung dieser Substanzen lange Zeit zurückliegt und zur damaligen Zeit rigorose Studien wie heute nicht notwendig waren.

5.2.1   Acetylsalicylsäure

Acetylsalicylsäure wirkt bei der Migräne am ehesten durch eine Hemmung der neurogenen Entzündung (Buzzi et al. 1989). Es hat auch zentrale Angriffspunkte im Nucleus caudalis des N. trigeminus (Bannwarth et al. 1995, Brune et al. 1991, Göbel et al. 1992, Kaube et al. 1993). Bindungsstellen in diesem Bereich konnten bei der Katze durch radioaktiv markierte Acetylsalicylsäure nachgewiesen werden.

Die Acetylsalicylsäure-Dosierungen sollten zur Behandlung akuter Migräneattacken zwischen 500 und 1500 mg liegen. Bei Brausetabletten und Kautabletten erfolgt die Resorption rascher als bei Tabletten. Bei konventionellen Tabletten werden außerhalb von Migräneattacken maximale Plasmaspiegel nach 20 Minuten erreicht. Durch die Kombination mit Metoclopramid sind auch während Migräneattacken fast normale Resorptionsraten erreichbar (Volans 1975). Die Wirkung ist signifikant besser als mit Placebo (Chabriat et al. 1994). In einer großen prospektiven Studie konnten Tfelt-Hansen et al. (1995) zeigen, daß 900 mg Acetlysalicylsäure in Form eines Lysinats in Kombination mit 10 mg Metoclopramid fast genau so wirksam sind wie 100 mg Sumatriptan.

Typische Nebenwirkungen sind Magenschmerzen und Übelkeit. Sehr selten kommt es zu Gerinnungsstörungen, Tinnitus oder zur Auslösung eines Asthmaanfalls bei Asthmatikern.

Kontraindikationen sind floride oder vorbestehende Magen- und Zwölffingerdarmgeschwüre, Asthma bronchiale sowie erhöhte Blutungsneigung. Acetylsalicylsäure ist ferner kontraindiziert während der Schwangerschaftsmonate 1–3 (Gefahr von Blutungen) und 6–9 (Gefahr des vorzeitigen Verschlusses des Ductus arteriosus Botalli, Verlängerung der Gestationsdauer, Wehenhemmung).

5.2.2 Paracetamol

Der Wirkungsmechanismus von Paracetamol bei der Migräne ist nicht bekannt. Nach klinischer Erfahrung ist die Substanz aber etwas weniger wirksam als Acetylsalicylsäure. Für Patienten mit frühzeitiger Übelkeit oder Erbrechen steht Paracetamol auch als Zäpfchen (500 mg, 1000 mg) zur Verfügung. Die anderen Applikationsformen umfassen Tabletten (500 mg), Brausegranulat, Kautabletten, Saft (5 ml=200 mg) oder Tropfen. Die Dosierung liegt wie bei Acetylsalicylsäure zwischen 500 und 1500 mg. Maximale Plasmakonzentrationen werden nach 0,5–1,5 Stunden erreicht, schneller bei Kombination mit einem Antiemetikum (MacGregor et al. 1993). Die Ausscheidung erfolgt überwiegend über die Nieren.

Nebenwirkungen sind sehr selten und umfassen Exantheme, Störungen der Blutbildung und Bronchospasmus. Nur bei deutlich zu häufiger Einnahme kann es zu Leberschäden kommen.

Kontraindiziert ist Paracetamol bei Leber- und Niereninsuffizienz.

5.2.3 Andere nicht-steroidale Antirheumatika

Neben Acetylsalicylsäure sind auch andere nicht-steroidale Antirheumatika in nicht retardierter Form bei der Migräne wirksam. Gut untersucht sind allerdings nur Ibuprofen (Nebe et al. 1995, Pearce et al. 1983, Havanka-Kanniainen 1989) und Naproxen (Andersson et al. 1989, Johnson et al. 1985). Die Dosierung von Ibuprofen liegt zwischen 200 und 800 mg. Bevorzugt sollte es als Granulat eingesetzt werden. Naproxen (Tabletten, Zäpfchen, Suspension 5 ml=250 mg) wird in Dosierungen zwischen 500 und 1000 mg eingesetzt.

Nebenwirkungen der nicht-steroidalen Antirheumatika sind Magenschmerzen und Übelkeit. Bei Ibuprofen kann es in sehr seltenen Fällen zu Magen-Darmgeschwüren, Ödemen oder einer aseptischen Meningitis kommen. Bei Naproxen wurden in seltenen Fällen Ödeme, Tinnitus, Schwindel und Erregbarkeit beobachtet.

Kontraindiziert sind die Substanzen bei vorbestehenden oder floriden Magen- und Zwölffingerdarmgeschwüren, bei Asthma bronchiale und während der Schwangerschaft. Arzneimittel, deren Ibuprofengehalt 200 mg in der Einzeldosis übersteigt, sind verschreibungspflichtig.

5.2.4 Metamizol

Metamizol ist ein potentes Migränemittel. Es hat für diese Indikation aber keine Zulassung, da es nie in guten Placebo-kontrollierten Studien untersucht wurde. In extrem seltenen Fällen kann es zu Blutbildveränderungen (Agranulozytose) kommen.

5.2.5 Ratschläge zur Anwendung

Analgetika und nicht-steroidale Antirheumatika sollten vorwiegend bei leichten bis mittelschweren Migräneattacken zum Einsatz kommen. Patienten sollten dahingehend beraten werden, daß sie schon initial eine ausreichend hohe Dosis einnehmen. Bei diesen Substanzen kann es wie bei den spezifischen Migränemitteln bei lang anhaltenden Migräneattacken zu einem Wiederauftreten der Kopfschmerzen kommen, so daß eine erneute Applikation notwendig ist. Die Wirkung kann durch die Kombination mit prokinetischen Antiemetika deutlich verbessert werden. Die zu häufige Einnahme von Analgetika, insbesondere von Mischanalgetika, kann zu einem medikamenteninduzierten Dauerkopfschmerz führen.

Analgetika können auch durchaus im Rahmen eines Stufenplanes bei mittelschweren und schweren Migräneattacken zum Einsatz kommen. In diesen Fällen werden die Patienten angewiesen, zunächst ein Antiemetikum in Kombination mit einem Analgetikum einzunehmen. Kommt es dann innerhalb von 45 bis 60 min nicht zu einer ausreichenden Besserung der Migränesymptomatik, wird dann das spezifische Migränemittel, entweder ein Mutterkornalkaloid oder ein Triptan, verwendet (Tabelle 2).

Tabelle 2. Analgetika zur Behandlung der Migräneattacke

Arzneimittel (Beispiel)	Dosierung (mg)	Nebenwirkungen	Kontraindikationen
A			
Acetylsalicylsäure (z B. Aspirin®)	500–1000	Magenschmerzen, Tinnitus, Gerinnungsstörungen	Ulcus, Asthma, Hypakusis, Blutungsneigung
Paracetamol (z. B. Ben-u-ron®)	500–1000	Leberschäden Niereninsuffizienz	Leberschäden
B			
Ibuprofen (z. B. Aktren®)	400–600	wie ASS	wie ASS
Naproxen (z. B. Proxen®)	500–1000	wie ASS	wie ASS
C			
Metamizol (z. B. Novalgin®)	500–1000	Blutbildveränderungen	

A = Therapieempfehlung stützt sich auf mehrere Placebo-kontrollierte Studien oder eine Meta-Analyse; *B* = mindestens eine randomisierte Placebo-kontrollierte Studie mit ausreichender Patientenzahl; *C* = empirische Therapieempfehlung ohne sicheren wissenschaftlichen Beweis; ASS=Acetylsalicylsäure

5.3   Mutterkornalkaloide

Die Eigenwirkung der Mutterkornalkaloide zur Behandlung der Migräne ist seit Anfang der 30er Jahre dieses Jahrhunderts bekannt. Die ersten spezifischen Migränemittel, basierend auf Ergotamin oder Dihydroergotamin, wurden in den 40er Jahren eingeführt. Später wurde entdeckt, daß die Resorption von Ergotamin durch den Zusatz von Coffein verbessert werden kann. Da dies wiederum viele Patienten daran hinderte zu schlafen, wurden später Barbiturate hinzugefügt. Nachdem sich dann herausstellte, daß diese Kombination überproportional häufig zu Medikamentenabhängigkeit führt, wurden vor einigen Jahren Barbiturat-Zusätze zu Mutterkornalkaloiden verboten. Lange Zeit gab es eine Vielzahl von verschreibungspflichtigen Migränemitteln, die neben den Mutterkornalkaloiden Analgetika und Opioide wie Codein enthielten.

Wie bei den Analgetika wird die Resorption der Mutterkornalkaloide durch Zugabe von prokinetischen Antiemetika deutlich verbessert. Gleichzeitig wird durch diese Strategie eine typische Nebenwirkung der Mutterkornalkaloide, nämlich Übelkeit und Erbrechen, reduziert.

Ergotamin und Dihydroergotamin wirken durch eine Konstriktion dilatierter cranieller Arterien und von Arterien der Dura (Buzzi und Moskowitz 1991). Sie hemmen die Freisetzung von vasoaktiven Neuropeptiden (Buzzi et al. 1991), hemmen die neurogene Entzündung (Saito et al. 1988) und haben einen zentralen Angriffspunkt im Nucleus caudalis des N. trigeminus (Goadsby und Gundlach 1991). Radioaktiv markiertes Dihydroergotamin bindet an denselben Neuronen im Hirnstamm, an denen auch die Triptane angreifen.

Ergotamin steht in oraler Applikationsform mit 1 mg und als Zäpfchen mit 1,5 oder 2 mg zur Verfügung. Ergotamin wird nach oraler Gabe und rektal nur langsam und unvollständig resorbiert (20–60%). Es wird in der Leber metabolisiert. Die Metaboliten werden über die Galle ausgeschieden.

Eine Übersicht der zwischen 1961 und 1989 publizierten Placebo-kontrollierten Studien zum Einsatz von Ergotamin bei der akuten Migräneattacke hat Dahlöf (1993) zusammengestellt. Im Rahmen dieser Studien wurden insgesamt 338 Patienten mit Ergotamin und 346 mit Placebo behandelt. Keine der Studien verwendete die diagnostischen Kriterien der Internationalen Kopfschmerz-Gesellschaft. Bei drei der Studien wurde eine Kombination von Ergotamin und Coffein untersucht. In einer Studie wurde Ergotamin in Kombination mit Coffein, Belladonna-Alkaloiden und einem Barbiturat gegeben. In den meisten Studien war Ergotamintratrat wirksam, obwohl bei einigen Studien kein signifikanter Unterschied zu Placebo bestand. In zwei Studien war eine Ausweichmedikation erlaubt, die in der Placebo-Gruppe genauso häufig eingesetzt wurde wie in der Ergotamin-Gruppe. Signifikante Unterschiede ergaben sich bei den autonomen Nebenwirkungen wie Übelkeit und Erbrechen, die unter Ergotamin deutlich häufiger auftraten als unter Placebo. Bei den subjektiven Einschätzungen der Wirkung zogen die meisten Patienten Ergotamin dem Placebo vor. Zusammenfassend gibt es keinen harten wissenschaftlichen Beweis für die Wirksamkeit von Ergotamin. Nur die klinische Erfahrung zeigt, daß die Substanz wirkt. Placebo-kontrollierte Studien zum Einsatz von Zäpfchen fehlen. Hier wäre ein dringender Handlungsbedarf, vor allem im Vergleich zu den neuen Triptanen.

In einer Studie wurde die Kombination von Ergotamin und Coffein mit Sumatriptan verglichen (The Multinational Oral Sumatriptan and Cafergot Comparative Study Group 1991). In dieser Studie war Sumatriptan signifikant besser wirksam.

Nebenwirkungen bei gelegentlicher Einnahme sind Übelkeit, Erbrechen, Kältegefühl in den Extremitäten, ein Engegefühl im Bereich der Brust und Muskelkrämpfe. Außerdem kann es zu Mißempfindungen an den Extremitäten und einem Schweregefühl der Beine kommen. Sehr selten treten akute Gefäßverschlüsse auf (Rosenkranz et al. 1997).

Bei zu häufiger Anwendung kann es zu einer Häufung von Migräneattacken und zu einem Ergotamin-induzierten Dauerkopfschmerz kommen (Dichgans et al. 1984).

Daneben kann ein typischer Ergotismus mit Symptomen einer arteriellen Verschlußkrankheit der Beine (Claudicatio intermittens), Angina pectoris, abdominellen Beschwerden und einer Polyneuropathie induziert werden (Zschiedrich et al. 1985).

Kontraindikationen sind eine koronare Herzerkrankung, eine arterielle Verschlußkrankheit der Beine, eine schlecht eingestellte Hypertonie, Zustand nach Myokardinfarkt, Zustand nach Schlaganfall, Alter unter 12 Jahren, Schwangerschaft und Stillzeit.

Um eine Kumulation zu vermeiden, sollte die Höchstdosis von 4 mg Ergotamin zur Behandlung einer Migräneattacke nicht überschritten werden. Dies entspricht 4 Tbl. à 1 mg oder 2 Zäpfchen à 2 mg. Ebenfalls sollte eine Höchstdosis von 20 mg Ergotamin im Monat nicht überschritten werden, um dem Ergotamin-induzierten Dauerkopfschmerz vorzubeugen.

Da die vasokonstriktorischen Eigenschaften von Mutterkornalkaloiden und spezifischen Triptanen zumindest additiv sind, sollten zwischen der Einnahme eines Triptans und eines Mutterkornalkaloids mindestens 12 Stunden und der Einnahme eines Triptans nach Mutterkornalkaloiden ein Intervall von 12–24 Stunden eingehalten werden.

Dihydroergotamin wird bei oraler Gabe außerordentlich variabel und unvorhersehbar resorbiert (Kirch und Ziegler 1989). Dies erklärt, warum es sich nicht sehr gut zur oralen Behandlung der Migräne eignet. Dihydroergotamin steht in der Schweiz als Nasenspray zur Verfügung. Im direkten Vergleich war DHE-Nasenspray etwas weniger wirksam als Sumatriptan-Nasenspray (Touchon et al. 1996). Die Nebenwirkungen unterschieden sich nicht wesentlich (Tabelle 3).

5.3.1   Ratschläge zur Anwendung

Ingesamt kann etwa die Hälfte aller Migränepatienten ihre Attacken erfolgreich und ausreichend mit Analgetika in Kombination mit Antiemetika behandeln. Weitere 40% können ihre Migräneattacken erfolgreich mit einem Antiemetikum in Kombination mit Ergotamin behandeln. Die Triptane werden nur von etwa 10% aller Migränepatienten benötigt.

Mutterkornalkaloide sollten möglichst früh während einer Migräneattacke eingenommen werden, da ihre Wirksamkeit wahrscheinlich im Laufe einer Migräneattacke etwas abnimmt. Bei lang

Tabelle 3. Mutterkornalkaloide für die Behandlung der akuten Migräneattacke

Substanzen	Dosis	Nebenwirkungen	Kontraindikationen
A Ergotamintartrat (z. B. Ergo-Sanol® Migrexa®)	1–2 mg p.o. oder 2 mg rektal	Erbrechen, Übelkeit, Kältegefühl Muskel-krämpfe, Dauerkopf-schmerz, Ergotismus	koronare Herzer-krankung, arterielle Verschlußkrankheit der Beine, Hypertonie, Schwangerschaft, Stillzeit, Kinder unter 12 Jahren
B Dihydro-ergotamin (z. B. Dihyder-got®)	1–2 mg i.m., s.c. oder i.v.	s. Ergotamin aber weniger ausgeprägt	s. Ergotamin

A = Therapieempfehlung stützt sich auf mehrere Placebo-kontrollierte Studien oder eine Meta-Analyse; *B* = mindestens eine randomisierte Placebo-kontrollierte Studie mit ausreichender Patientenzahl

anhaltenden Migräneattacken kann es zum Wiederauftreten der Kopfschmerzen kommen, wobei dies wegen der langen Halbwerts-zeit bei Ergotamin später der Fall ist als bei den Triptanen. Patienten sollten darauf aufmerksam gemacht werden, daß Übelkeit und Er-brechen nach der Einnahme von Mutterkornalkaloiden eine typi-sche Nebenwirkung und nicht als ein Fortschreiten der Migräne anzusehen sind und auch nicht durch die erneute Einnahme von Mutterkornalkaloiden behandelt werden können.

5.4   Sumatriptan

5.4.1   Pharmakodynamik

5.4.1.1 Rezeptorselektivität

Sumatriptan bindet an 5-HT_{1B}- und 5-HT_{1D}-Rezeptoren. Eine geringe Affinität besteht für den 5-HT_{1A}-Rezeptor. Keine relevante Bindung gibt es für die übrigen Serotoninrezeptoren, adrenerge, dopaminerge sowie muskarinerge Rezeptoren und GABA-Rezeptoren.

5.4.1.2 Effekte an Gefäßen

Sumatriptan führt dosisabhängig zu einer Vasokonstriktion cerebraler Arterien sowohl im Tierversuch wie beim Menschen (Feniuk et al. 1989, Parsons et al. 1989). Die vasokonstriktorischen Eigenschaften lassen sich auch an meningealen Gefäßen nachweisen (Humphrey et al. 1991). Die Gefäßverengung führt allerdings nicht zu einer relevanten Abnahme des cerebralen Blutflusses (Weiller et al. 1996). In vivo zeigte sich in angiographischen Studien bei Patienten mit koronarer Herzerkrankung eine vasokonstriktorische Wirkung, die allerdings nicht so ausgeprägt war, daß es zu myokardialen Ischämien kam (MacIntyre et al. 1993).

5.4.1.3 Wirkung bei der neurogenen Entzündung

Sumatriptan ist ein potenter Hemmer der neurogenen Entzündung im Tierversuch (Buzzi und Moskowitz 1990). Möglicher Ausdruck der Hemmung der neurogenen Entzündung ist auch der Abfall initial erhöhter Konzentrationen von Calcitonin gene-related peptide im venösen Blut der V. jugularis, sowohl im Tierversuch als auch beim Menschen (Goadsby et al. 1990).

5.4.1.4 Hemmung der trigeminalen Nozizeption

Sumatriptan vermag unter physiologischen Umständen die Blut-Hirnschranke nicht zu überwinden. Wird die Blut-Hirnschranke künstlich in ihrer Permiabilität verändert, zeigt Sumatriptan auch zentrale Wirkungen am Nucleus caudalis des N. trigeminus (Kaube et al. 1993). Da möglicherweise während der menschlichen

Migräneattacke die Blut-Hirnschranke teilweise funktionsunfähig wird, könnte Sumatriptan durchaus auch einen zentralen Angriffspunkt haben. Ein Argument für diese Annahme ist die Tatsache, daß eine der Nebenwirkungen Müdigkeit ist und daß die anderen Migränemittel mit zentralem Angriffspunkt keine wesentlich höhere Wirksamkeit als Sumatriptan aufweisen.

5.4.2 Pharmakokinetik

Die Pharmakokinetik variiert mit der Applikationsform von Sumatriptan. So beträgt die Zeit zum Erreichen der maximalen Blutspiegel für die subkutane Injektionsform 10 Minuten, für das Nasenspray 60 Minuten, für Zäpfchen und die orale Applikation 90 Minuten. Die Halbwertszeit liegt unabhängig von der Applikationsformen bei 1,8 bis 2 Stunden.

5.4.2.1 Bioverfügbarkeit

Die Bioverfügbarkeit bei subkutaner Injektion liegt bei 96%. Beim Nasenspray beträgt die Bioverfügbarkeit 20%. Für die Suppositorien liegt sie bei 19% und für die orale Applikationsform bei 14%.

5.4.2.2 Metabolismus

Im Plasma wird Sumatriptan zu 14 bis 23% an Eiweiß gebunden. Sumatriptan geht sowohl in die Muttermilch wie in die Plazenta über und ist daher bei Schwangeren und stillenden Müttern kontraindiziert. Der Metabolismus von Sumatriptan erfolgt in der Leber über Monoaminoxidase A. Die Metaboliten werden überwiegend renal ausgeschieden. Daten zum Einsatz von Sumatriptan bei Patienten mit Nieren- und Leberinsuffizienz liegen nicht vor. Vorsichtshalber sollte die Substanz bei diesen Patientengruppen nicht gegeben werden.

5.4.2.3 Interaktionen

Interaktionen mit Antiemetika und Analgetika bestehen nicht.

Interaktionen mit Mutterkornalkaloiden und anderen spezifischen Migränemitteln sind zu erwarten, da alle diese Substanzen über Serotoninrezeptoren wirken. Hierbei kann die Wirkung an peripheren Arterien und an den Coronarien wesentlich verstärkt werden. Daher sollte Sumatriptan nicht in engem zeitlichen Zusammenhang mit Ergotamin, Dihydroergotamin oder anderen Triptanen appliziert werden.

Es bestehen keine Interaktionen mit den Migräneprophylaktika Propranolol, Flunarizin und Pizotifen. Es gibt auch keine Interaktionen mit Alkohol.

Interaktionsstudien mit Serotoninwiederaufnahmehemmern zur Behandlung von Depressionen liegen nicht vor. Da Sumatriptan über die Monoaminoxidase A abgebaut wird, besteht eine Medikamenteninteraktion mit dem Antidepressivum Moclobemid. Bei gleichzeitiger Einnahme kommt es zu erhöhten Spiegeln von Sumatriptan, so daß in diesen Fällen die übliche Dosis halbiert wird.

5.4.3 Wirksamkeit und Dosisfindungsstudien

Dosisfindungsstudien mit Sumatriptan wurden im Dosisbereich zwischen 12,5 mg und 300 mg vorgenommen. Sumatriptan ist ab einer Dosis von 25 mg wirksam. Dosierungen von über 100 mg sind nicht besser wirksam, sondern führen lediglich zu vermehrten Nebenwirkungen (Patten 1991).

5.4.3.1 Wirksamkeit der oralen Darreichungsform

Imigran steht in Dosierungen von 50 und 100 mg als Tabletten zur Verfügung, wobei die 50 mg-Tabletten nochmals geteilt werden können. In den großen Anfangsstudien zeigte sich sowohl bei einmaliger Behandlung einer Migräneattacke als auch bei Behandlung wiederholter Migräneattacken nach zwei Stunden eine Wirksamkeit von 50–67%. Die Wirksamkeit von Placebo lag zwischen 19 und 27% (The Oral Sumatriptan Dose-Defining Study Group 1991, The Oral Sumatriptan International Multiple-Dose Study Group 1991). Vier Stunden nach Einnahme von 100 mg Sumatriptan betrug die Wirksamkeit (Besserung der Kopfschmerzen von stark oder mittelstark auf leicht oder keine Kopfschmerzen) 78% im Vergleich zu 30% bei Placebo. Völlig schmerzfrei nach zwei Stunden waren 25%

der Patienten bei Imigran und 5% unter Placebo (Übersichten bei: Pilgrim und Blakeborough 1994, Wilkinson et al. 1995).

In den klinischen Prüfungen zu Sumatriptan wurde zwei Stunden nach der Studienmedikation eine Medikation mit herkömmlichen Schmerzmitteln erlaubt, wenn bis dahin keine ausreichende Wirksamkeit eingetreten war. Diese Ersatzmedikamente nahmen 60–75% der Patienten in der Placebo-Gruppe im Vergleich zu 20–34% in der Sumatriptan-Gruppe ein.

Sumatriptan zeigte auch signifikante Effekte auf die typischen Begleiterscheinungen der Migräneattacke wie Übelkeit, Erbrechen, Lichtscheu und Lärmempfindlichkeit.

In einer weiteren Studie an 580 Patienten wurden insgesamt drei Attacken entweder mit 100 mg Sumatriptan oral oder mit 2 mg Ergotamintartrat in Kombination mit 200 mg Coffein behandelt. Hierbei muß kritisch angemerkt werden, daß wahrscheinlich die Kombination von Ergotamin mit einem prokinetischen Antiemetikum wirksamer gewesen wäre als die Kombination von Ergotamin mit Coffein. Bei allen drei Attacken war Sumatriptan der Kombination von Ergotamin und Coffein überlegen. Wurde allerdings der Parameter "kopfschmerzfrei nach zwei Stunden" gewählt, ergab sich bei der zweiten und dritten behandelten Attacke kein Unterschied zwischen den beiden Medikamenten. Übelkeit und Erbrechen nahmen erwartungsgemäß unter der Einnahme von Ergotamin/Coffein zu und unter Sumatriptan ab. Eine Ersatzmedikation nach zwei Stunden nahmen 44% der Patienten in Anspruch, die Ergotamin und Coffein erhalten hatten, im Vergleich zu 24% der Patienten, die mit Sumatriptan behandelt wurden (The Multinational Oral Sumatriptan and Cafergot Comparative Study Group 1991).

Ferner gibt es zwei Vergleichsstudien mit Acetylsalicylsäure. In einer ersten von der Fa. Glaxo durchgeführten Studie wurden 100 mg Sumatriptan mit einer Kombination aus 10 mg Metoclopramid und 900 mg Acetylsalicylsäure verglichen. An dieser Studie nahmen mehr als 350 Patienten teil. Hier ist kritisch anzumerken, daß ein Vergleich mit einer löslichen Form von Acetylsalicylsäure gerechter gewesen wäre, da diese rascher resorbiert wird. Bei zwei der drei behandelten Migräneattacken war Sumatriptan besser wirksam als Acetylsalicylsäure. Für alle behandelten Attacken war der Anteil der

Patienten, die zwei Stunden nach Einnahme kopfschmerzfrei waren, unter Sumatriptan signifikant höher als unter Acetylsalicylsäure (The Oral Sumatriptan and Aspirin plus Metoclopramide Comparative Study Group 1992).

In einer zweiten Studie (Tfelt-Hansen et al. 1995) wurde 900 mg Acetylsalicylsäurelysinat in Kombination mit 10 mg Metoclopramid mit 100 mg Sumatriptan verglichen. Hier ergab sich kein signifikanter Unterschied zwischen den beiden Therapien.

In den Vereinigten Staaten wurde zunächst nur die niedrigere Dosis von Sumatriptan à 25 und 50 mg zugelassen. In einer großen Placebo-kontrollierten Studie an über 1000 Patienten wurden nach vier Stunden folgende Wirksamkeiten gesehen: Placebo 39%, Sumatriptan 25 mg 65%, Sumatriptan 50 mg 77% und Sumatriptan 100 mg 77%. Die Häufigkeiten bezüglich Kopfschmerzfreiheit betrugen entsprechend 25%, 43%, 55% und 58 % (Pfaffenrath 1996). Diese Studie zeigt, daß 50 mg und 100 mg Sumatriptan fast gleich gut wirken (Abb. 2).

In einer anderen Studie konnten die Patienten wahlweise Sumatriptan 25 mg, 50 mg und 100 mg unter doppelblinden Bedingungen einnehmen. Die meisten Patienten bevorzugten hierbei die 50 und 100 mg-Dosis (Salonen on behalf of the Study Group 1996).

In einer letzten offenen Studie erhielten Patienten anfangs 50 mg Sumatriptan zur Behandlung ihrer Migräne. Nach jeweils drei behandelten Attacken konnte die Dosis entweder auf 25 mg reduziert oder auf 100 mg erhöht werden. Die Patienten sollten sich dabei an der Wirksamkeit und an Nebenwirkungen orientieren. Zwölf Prozent der Patienten reduzierten die Dosis, 50% erhöhten auf 100 mg, die übrigen Patienten blieben bei 50 mg. Am Schluß wählten von den 338 Patienten 158 die 100 mg-Dosis, 158 Patienten 50 mg und 23 Patienten 25 mg Sumatriptan zur weiteren Behandlung über insgesamt sechs Monate (Dowson on behalf of the Study Group 1996).

Die Wirksamkeit von Sumatriptan bei langfristiger oraler Anwendung wurde in einer Studie mit 275 Patienten untersucht, die in einem Zeitraum von 12 Monaten insgesamt 11.501 Attacken behandelten. Dabei zeigte sich in den ersten sechs Monaten der Behandlung eine vergleichbare Wirksamkeit wie in den zweiten sechs Monaten (82% bzw. 86% Wirksamkeit nach zwei Stunden; Tansey et al.

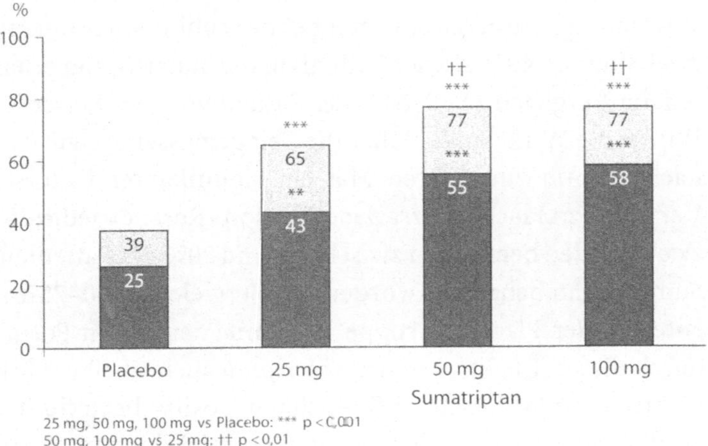

Abb. 2. Anteil der Patienten mit Rückgang der Kopfschmerzen (von Grad 3/2 auf 1/0) und der kopfschmerzfreien Patienten 4 Stunden nach Placebo oder 25 mg, 50 mg, 100 mg Sumatriptan (Attacke 1)

1993). Hier muß allerdings kritisch angemerkt werden, daß alle Risikopatienten, nämlich solche mit sehr häufigen und sehr schweren Migräneattacken, an der Teilnahme dieser Studie ausgeschlossen waren.

5.4.3.2 Subkutane Darreichungsform von Sumatriptan

Für Patienten mit initialer Übelkeit und Erbrechen, die keine Tabletten nehmen können, und Durchfall, die keine Zäpfchen applizieren können, sowie Patienten, die auf einen raschen Wirkungseintritt angewiesen sind, wurde die subkutane Injektionsform mit 6 mg entwickelt. Hierbei handelt es sich um die effektivste Behandlung einer Migräneattacke, die bisher zur Verfügung steht. In drei Placebo-kontrollierten Studien fand sich bereits nach 30 min eine signifikante Überlegenheit im Vergleich zu Placebo. Nach einer Stunde betrug die Wirksamkeit 70–77% unter Sumatriptan im Vergleich zu 20–30% unter Placebo. Nach zwei Stunden stieg die Wirksamkeit auf 83–86% an, während die Placeborate unverändert blieb (The Subcutaneous Sumatriptan International Study Group 1991, Cady et al. 1991, The Sumatriptan Auto-Injector Study Group 1991).

Vollständig schmerzfrei waren bei der subkutanen Injektion nach zwei Stunden 49–81% der Patienten, die Sumatriptan erhalten hatten, im Vergleich zu 30–34% der Patienten in der Placebo-Gruppe. Wurde die Wirksamkeit über die Zeit gemessen, zeigte sich bereits nach 10 min zum ersten Mal ein signifikanter Unterschied im Vergleich zu Placebo. Ersatzmedikation (Rescue medication) nach zwei Stunden benötigten zwischen 8 und 20% der Patienten, die mit Sumatriptan behandelt wurden, im Vergleich zu 60–75% der Patienten in der Placebo-Gruppe. Wie mit der oralen Form wurden durch die s.c. Injektion von Sumatriptan auch Übelkeit, Erbrechen, Lichtscheu und Lärmempfindlichkeit positiv beeinflußt. Weitere Studien zeigten, daß eine zweimalige Injektion von Sumatriptan subkutan der Einmalgabe nicht überlegen war.

Eine Vergleichsstudie mit anderen injizierten Migränemitteln ist nicht möglich, da keine andere Substanz für diese Indikation zugelassen ist oder zur Verfügung steht (Dihydroergotamin subkutan wird zwar im klinischen Alltag verwendet, hat aber für diese Anwendung durch den Patienten selbst keine Zulassung).

Klinische Erfahrungen aus Holland, wo zunächst nur die subkutane Applikationsform zugelassen wurde, zeigen die Überlegenheit dieser Applikationsform. Nach Zulassung der oralen Form benutzten die meisten Patienten die subkutane Form weiter. Um eine subkutane Applikation von Sumatriptan durch den Patienten selbst z. B. an der Außenseite des Oberschenkels zu ermöglichen, wurde ein Autoinjektor entwickelt. Placebo-kontrollierte Studien, die den Gebrauch des Autoinjektors mit der Injektion durch den Arzt verglichen, zeigten eine vergleichbare Wirksamkeit und Verträglichkeit. In offenen Langzeitstudien über sechs Monate berichteten Patienten von einer 88%igen Wirksamkeit der subkutanen Gabe gegenüber 11% in der Placebo-Gruppe eine Stunde nach der Behandlung (Gross et al. 1995). Nach sechs Monaten mit 1566 behandelten Attacken betrug die Wirksamkeit 77% (O'Callaghan for the Study Group 1993).

In den subkutanen Langzeitstudien ergab sich kein Hinweis darauf, daß die Patienten im Laufe der Zeit die Dosis steigern mußten, um eine ausreichende Wirksamkeit zu erhalten. Allerdings waren

Patienten mit Medikamentenmißbrauch und sehr häufigen Migräneattacken ausgeschlossen.

5.4.3.3 Wirksamkeit der rektalen Darreichungsform von Sumatriptan (Suppositorien)

Viele Patienten leiden zu Beginn der Migräneattacke unter Übelkeit und Erbrechen und können daher keine Tabletten einnehmen. Für einige Patienten, die Angst vor Nadeln haben, kommt die subkutane Applikationsform nicht in Frage. Deshalb wurde Imigran als 25 mg-Zäpfchen entwickelt (Kunka et al. 1997). Ein weiterer Grund war, daß in vielen Ländern bereits traditionell Ergotamin-haltige Migränemittel in Zäpfchenform zur Verfügung standen.

In den Placebo-kontrollierten Dosisfindungsstudien mit Suppositorien waren Dosen ab 12,5 mg Sumatriptan im Vergleich zu Placebo wirksam. Dosierungen über 25 mg (50 und 100 mg) waren nicht wirksamer als 25 mg. Daher wurde die 25 mg-Dosierung für die weitere Entwicklung gewählt. In einer ersten größeren Placebo-kontrollierten Studie (Klassen et al. 1995) betrug die Wirksamkeit nach zwei Stunden 51% bei 12,5 mg Sumatriptan rektal im Vergleich zu 21% bei Placebo. Kopfschmerzfrei waren 36% nach Sumatriptan und 19% nach Placebo. In einer Langzeitstudie an 286 Patienten ergab sich in den ersten sechs Monaten der Anwendung eine Wirksamkeit um 70% (Monstad on behalf of the Study Group 1995).

5.4.3.4 Nasale Darreichungsform vom Sumatriptan

Die Resorption von Sumatriptan über die Nasenschleimhaut geschieht rascher als bei oraler Gabe. Deswegen wurde auch diese Applikationsform für Patienten entwickelt, die früh erbrechen und keine Tabletten nehmen können.

In großen Dosisfindungsstudien (Becker on behalf of the Study Group 1995) mit einem Dosisbereich zwischen 2,5 und 40 mg (Salonen et al. 1994) zeigte die Dosis von 20 mg das beste Verhältnis zwischen Wirkung und Nebenwirkungen. Zwei Stunden nach Applikation zeigten 64% der Patienten eine signifikante Wirkung im Vergleich zu Placebo (25%). In zwei Studien an 845 Patienten, die eine Migräneattacke mit 10 oder 20 mg Sumatriptan intranasal oder mit Placebo behandelten, zeigte sich nach zwei Stunden eine Wirksamkeit von 62–63% bei 20 mg intranasal im Vergleich zu 29–35% mit Placebo. 10 mg Sumatriptan erwiesen sich bei 43–54% der Patienten als wirksam (Ryan et al. 1997).

In einer Langzeituntersuchung über 12 Monate durfte Sumatriptan intranasal einmal oder zweimal à 20 mg angewandt werden. Hier ergab sich kein Unterschied in der Wirksamkeit in den ersten und in den zweiten sechs Monaten.

In einer Vergleichsstudie wurde die intranasale Anwendung von Sumatriptan mit Dihydroergotamin 1 mg verglichen (Massiou on behalf of the Study Group 1996). An der Studie nahmen 368 Patienten teil. Sie applizierten entweder einmal 20 mg Sumatriptan Nasenspray oder 1 mg Dihydroergotamin mit der Option, eine zweite Dosis anzuwenden. Sumatriptan war rascher wirksam (erstmals nach 60 min), und ein größerer Anteil der Patienten war kopfschmerzfrei unter Sumatriptan im Vergleich zu Dihydroergotamin. Der größte Unterschied ergab sich bei den Nebenwirkungen. Hier wirkte Sumatriptan besser auf die Übelkeit als Dihydroergotamin. Im Gegensatz dazu war das Wiederauftreten von Kopfschmerzen nach Dihydroergotamin mit 13% seltener als nach Sumatriptan mit 23%.

5.4.3.5 Wiederauftreten der Kopfschmerzen

Alle spezifischen Migränemittel bessern in unterschiedlichem Ausmaß die Symptome der Migräne wie Kopfschmerz, Übelkeit, Erbrechen, Licht- und Lärmempfindlichkeit. Sie sind alle nicht in der Lage, den natürlichen Verlauf der Migräneattacke zu beeinflussen. Daher kommt es bei einem Teil der primär erfolgreich behandelten Attacken zu einem Wiederauftreten der Kopfschmerzen (engl. headache recurrence). Die Wahrscheinlichkeit, daß Kopfschmerzen nach erfolgreicher Behandlung wieder auftreten, ist um so höher, je länger die spontanen und unbehandelten Migräneattacken dauern (Visser et al. 1996).

Bei der subkutanen Anwendungsform von Sumatriptan 6 mg kommt es bei bis zu 40% der Patienten zum Wiederauftreten der Kopfschmerzen (Visser for the Study Group 1993).

Bei der oralen Applikation liegt die Häufigkeit des Wiederauftretens der Kopfschmerzen zwischen 20 und 30%. Die wieder auftretenden Kopfschmerzen können erfolgreich durch eine zweite Dosis Sumatriptan behandelt werden. Die Gabe einer zweiten Dosis von Sumatriptan während der Wirksamkeit der initialen Dosis kann das Wiederauftreten der Kopfschmerzen nicht verhindern.

5.4.4 Nebenwirkungen

Die Erfassung von Nebenwirkungen bei spezifischen Migränemitteln ist nicht ganz einfach, da die Patienten Schwierigkeiten haben, die Spontansymptome der Migräne wie Übelkeit, Müdigkeit und Schwindel von Nebenwirkungen der Medikation zu differenzieren. Es ist durchaus möglich, daß die eigentlichen Symptome der Migräne wie beispielsweise Müdigkeit oder allgemeines Krankheitsgefühl eher wahrgenommen werden, wenn durch eine spezifische Therapie der heftige Kopfschmerz beseitigt wurde.

Im folgenden werden in den Tabellen 4 ,5 und 6 die häufigsten Nebenwirkungen der oralen, subkutanen und rektalen Anwendung von Sumatriptan aufgeführt.

Die Ergebnisse in Tabelle 4 zeigen, daß Sumatriptan relativ gut vertragen wird. Die in der Placebogruppe wesentlich häufigeren gastrointestinalen Beschwerden stellen keine "echten" Nebenwir-

Tabelle 4. Häufigste Nebenwirkungen nach der oralen Anwendung von 100 mg Sumatriptan

Symptome	Placebo in der Kurzzeitanwendung n=203	Sumatriptan in der Kurzzeitanwendung n=3807	Langzeitanwendung von Sumatriptan n=11501
Übelkeit/Erbrechen	15%	5%	2%
Schwindel	4%	4%	2%
Abgeschlagenheit, Müdigkeit	2%	3%	5%
Schweregefühl	1%	2%	2%
Brustsymptome	<1%	2%	1%
Wärme-/Hitzegefühl	1%	2%	<1%
Nackenschmerz/-steife	<1%	1%	2%

Tabelle 5. Häufigste Nebenwirkungen bei der Kurz- und Langzeitanwendung von 6 mg Sumatriptan subkutan

Symptome	Placebo in der Kurzzeit-anwendung n=1238	Sumatriptan in der Kurzzeit-anwendung n=3233	Langzeit-anwendung von Sumatriptan n=13277
Reaktion an der Injektionsstelle	14%	30%	1%
Übelkeit/Erbrechen	9%	10%	1%
Wärme-/Hitzegefühl	2%	8%	<1%
Kribbeln	2%	7%	1%
Schwindel	2%	7%	3%
Druckgefühl	1%	6%	2%
Schweregefühl	1%	6%	2%
Hautrötung	2%	5%	<1%
Brustsymptome	1%	5%	1%

kungen dar, sondern sind vielmehr ein Symptom der Erkrankung. Auf die "Brustsymptome" wird weiter unten eingegangen.

In Tabelle 5 fällt auf, daß die Nebenwirkungen bei der Langzeitanwendung sehr viel geringer waren als bei der erstmaligen Anwendung. Dies erklärt sich dadurch, daß sich die Patienten an Nebenwirkungen gewöhnen. Hinzu kommt, daß Patienten mit ausgeprägten Nebenwirkungen bei der ersten Anwendung nicht in Langzeitstudien eingeschlossen wurden. Die deutlich bessere Wirksamkeit der subkutanen Applikationsform wird auch mit etwas mehr Nebenwirkungen im Vergleich zur oralen Applikationsform erkauft.

Die Ergebnisse in Tabelle 6 zeigen, daß die Zäpfchenform von Sumatriptan besser toleriert wird als die subkutane Applikationsform.

Bei der intranasalen Applikation standen Klagen über Geschmacksstörungen im Vordergrund. Lokale Beeinträchtigungen im Bereich der Nasenschleimhaut und des Rachens wurden von 2% der Patienten angegeben.

Alle Triptane, erstmals aber entdeckt bei Sumatriptan, führen zu einem Engegefühl im Bereich der Brust. Anfangs war nicht sicher,

Tabelle 6. Häufigste unerwünschte Nebenwirkungen nach der Applikation von 25 mg Imigran als Zäpfchen

Symptome	Placebo n=233	Sumatriptan 25 mg Supp. n=327
Übelkeit/Erbrechen	11%	8%
Kribbeln	1%	2%
Unwohlsein/Abgeschlagenheit	3%	<1%

ob es sich hierbei um die vasokonstriktorischen Eigenschaften an den Koronararterien oder um unspezifische Symptome handelt. Daher wurde in der Entwicklungsphase von Sumatriptan ein umfangreiches Sicherheitsprogramm durchgeführt, bei dem mehr als 6000 Patienten mit Hilfe eines EKGs untersucht wurden und bei 2500 Patienten die EKG-Aufzeichnung in zeitlichem Zusammenhang mit der Gabe von Sumatriptan erfolgte. Bei keinem der Patienten zeigten sich Hinweise auf eine Ischämie im Bereich der Koronararterien (Brown et al. 1991). Zur weiteren Aufklärung wurde bei Patienten, die wegen einer koronaren Herzkrankheit angiographiert werden mußten, Sumatriptan nach parenteraler Gabe untersucht (MacIntyre et al. 1993). Es ergab sich hier eine 15–20%ige Konstriktion der Koronararterien ohne Abnahme des Koronarflusses. Man kann also davon ausgehen, daß die Brustsymptome nicht durch Koronarspasmen oder eine Konstriktion der Koronararterien bedingt sind.

5.4.5 Wechselwirkungen mit anderen Medikamenten

Es gibt keine Wechselwirkung von Sumatriptan mit ß-Adrenozeptorenblockern und Flunarizin sowie Pizotifen. Bei subkutaner Injektion des Triptans können Wechselwirkungen mit MAO-Hemmern auftreten. In diesen Fällen sollte, wenn die Gabe von Sumatriptan unumgänglich ist, die Dosis halbiert werden.

Interaktionen mit spezifischen Serotoninwiederaufnahmehemmern wurden nicht beobachtet. Da anzunehmen ist, daß sich die vasokonstriktorischen Eigenschaften von Mutterkornalkaloiden und Sumatriptan addieren oder potenzieren, sollten vorsichtshalber die beiden Medikamente nicht in engem zeitlichen Abstand gegeben werden. Nach der Applikation von Sumatriptan sollte angesichts seiner Halbwertszeit von zwei Stunden mindestens 12 Stunden gewartet werden, bevor ein Ergotamin-haltiges Präparat gegeben wird. Da Ergotamin eine sehr viel längere Halbwertszeit hat, muß nach Anwendung eines Ergotamin-haltigen Präparates mindestens 24 Stunden bis zur Anwendung von Sumatriptan gewartet werden.

5.4.6   Kontraindikationen

Kontraindikationen für Sumatriptan sind
- Herzinfarkt in der Vorgeschichte,
- koronare Herzkrankheit,
- koronare Vasospasmen,
- periphere arterielle Verschlußkrankheit,
- Patienten mit vorausgegangenem Schlaganfall oder transienten ischämischen Attacken,
- schwere Leberfunktionsstörungen,
- schwere Nierenfunktionsstörungen,
- nicht behandelte Hypertonie,
- Alter unter 18 Jahren,
- Patienten über 65 Jahren,
- Schwangerschaft und Stillzeit,
- Patienten mit mehreren vaskulären Risikofaktoren.

Patienten, deren Anamnese nicht bekannt ist und deren Risikofaktorenprofil dem behandelnden Arzt unbekannt ist, sollten erst dann mit Sumatriptan subkutan behandelt werden, wenn vaskuläre Begleiterkrankungen ausgeschlossen sind. Patienten über 65 Jahren können behandelt werden, wenn gesichert ist, daß sie keine schwerwiegenden vaskulären Erkrankungen aufweisen und Sumatriptan bis dahin gut vertragen haben. Soweit die bisherigen Studien zeigen, ist Sumatriptan bei Kindern nicht wirksam, was wahrscheinlich darauf beruht, daß Migräneattacken bei Kindern sehr kurz sind (Hämäläinen et al. 1997).

5.4.7   Ratschläge zur Anwendung

Sumatriptan sollte bei Patienten Anwendung finden, die erfolglos eine Standardtherapie mit Antiemetika und Analgetika versucht haben, und Patienten, bei denen Mutterkornalkaloide entweder nicht wirksam sind oder zu nicht tolerablen unerwünschten Nebenwirkungen führen. Sumatriptan bietet durch seine drei oralen Dosierungen (25, 50, 100 mg) und insgesamt vier Applikationsformen (oral, rektal, intranasal und subkutan) eine große Variation in der Anwendung und wird daher fast allen Problemen der Behandlung akuter Migräneattacken gerecht.

Die orale Form eignet sich insbesondere bei
- Migräneattacken ohne Erbrechen,
- lange anhaltenden Attacken,
- Attacken mit langsamem Beginn (langsamer Wirkungseintritt spielt keine Rolle),
- Migräneattacken in den Ferien oder an Wochenenden (langsamer Wirkungseintritt spielt keine Rolle).

Sumatriptan als Suppositorium sollte gegeben werden, wenn frühzeitig Übelkeit und Erbrechen bestehen und die Patienten keine Spritze und kein Nasenspray anwenden wollen.

Sumatriptan-Nasenspray kann gegeben werden, wenn Patienten im Rahmen der Attacke Erbrechen und Durchfall haben.

Subkutanes Sumatriptan sollte gegeben werden, wenn Patienten früh erbrechen, kurze Attacken haben, wenn die Attacke schnell den Höhepunkt erreicht und wenn ein rascher Wirkungseintritt am Arbeitsplatz notwendig ist.

Bei der oralen Form kann im Laufe mehrerer Migräneattacken das optimale Verhältnis zwischen Wirkung und Nebenwirkungen herausgefunden werden. Üblicherweise sollte bei Frauen die Initialdosis bei 50 mg liegen. Ist das Präparat gut wirksam und verträglich, wird die Dosis beibehalten. Ist es sehr gut wirksam, hat aber deutliche Nebenwirkungen, wird die Dosis auf 25 mg reduziert. Sind 50 mg bei zwei bis drei konsekutiven Migräneattacken nicht wirksam, wird auf 100 mg erhöht. Bei Männern sind 50 mg meistens nicht ausreichend. Die klinische Erfahrung zeigt, daß etwa 60% der Patienten 100 mg verwenden, 40% 50 mg und 10% 25 mg.

Sumatriptan ist während der Aura nicht wirksam (Bates et al. 1994). Es beeinflußt nicht die Aurasymptome und verhindert nicht das spätere Auftreten der Kopfschmerzen. Daher sollten die Patienten instruiert werden, mit der Anwendung von Sumatriptan zu warten, bis die Aurasymptome abgeklungen sind.

Ist die erste Dosis von Sumatriptan nicht wirksam, macht es keinen Sinn, innerhalb derselben Attacke eine zweite Dosis von Sumatriptan zu applizieren.

Kommt es nach erfolgreicher Behandlung zum Wiederauftreten von Kopfschmerzen, können diese mit einer erneuten Dosis von Sumatriptan behandelt werden. Hierbei müssen aber die Applikationsformen nicht übereinstimmen, d. h. wenn beim ersten Kopfschmerz die Spritze verwendet wurde, kann zur Behandlung des Wiederauftretens durchaus das Zäpfchen oder die orale Form zum Einsatz kommen.

Je nach Anwendungsform sprechen zwischen 20 und 40% der Patienten nicht auf Sumatriptan an. Bei einem Teil dieser Patienten handelt es sich um echte Nonresponder, bei einem anderen Teil liegt ein atypischer Spannungskopfschmerz vor. Reagieren Patienten nicht auf die orale Form, sprechen aber gut auf die subkutane Form an, kann versucht werden, die orale Applikation mit einem prokinetischen Antiemetikum wie Metoclopramid oder Domperidon zu kombinieren.

Wird Sumatriptan zu häufig angewandt, kann sich im Laufe von zwei bis drei Jahren eine Häufung von Migräneattacken und am Ende ein Sumatriptan-induzierter Dauerkopfschmerz entwickeln (Kaube et al. 1994). Bei sehr lange anhaltenden Attacken kann es auch zum gehäuften Wiederauftreten von Migräneattacken kommen, so daß der Patient quasi mit Sumatriptan die Migräneattacken "vor sich herschiebt". Daher sollte die Höchstdosis von Sumatriptan pro Attacke und pro Monat limitiert werden.

Nach Angaben von Glaxo Wellcome sollte die maximale orale Dosis 300 mg betragen. Die Anwendung in Form von Zäpfchen ist auf 50 mg pro 24 Stunden, die Dosis des Nasensprays ist auf 40 mg und die der Spritze auf 12 mg pro 24 Stunden zu begrenzen. Der

Autor selbst empfiehlt, bei der oralen Dosis 200 mg nicht zu überschreiten.

Pro Monat sollten nicht mehr als 10 Anwendungen erfolgen. Die kumulativ eingenommenen Monatsdosen, die nicht überschritten werden sollten, betragen demnach für Sumatriptan oral 10×100 mg, Sumatriptan subkutan 10×60 mg, Sumatriptan Supp. 10×25 mg und Sumatriptan Nasenspray 10×20 mg. Wird diese Grenze erreicht, besteht die dringende Indikation für eine medikamentöse und nicht-medikamentöse Migräneprophylaxe.

Fertigarzneimittel:
- Imigran 50 mg Tabletten mit 6 Tbl.
- Imigran 100 mg Tabletten mit 3 und 6 Tbl.
- Imigran Zäpfchen (25 mg) mit 6 Zäpfchen
- Imigran Nasenspray 20 mg, 2 oder 6 Nasensprays
- Imigran subkutan (6 mg), 2 Fertigspritzen
- Imigran Injekt plus Glaxo-Pen 2 Kartuschen

5.5   Zolmitriptan

5.5.1   Pharmakodynamik

5.5.1.1   Rezeptorselektivität
Untersuchungen zur selektiven Wirkung an Rezeptorsubtypen zeigen eine bevorzugte Bindung von Zolmitriptan an 5-HT_{1D}- und 5-HT_{1B}-Rezeptorsubtypen (Martin et al. 1997). Hierbei ist relevant, daß die 5-HT_{1B}-Rezeptoren in den Gefäßwänden lokalisiert sind und die Vasokonstriktion vermitteln, während sich 5-HT_{1D}-Rezeptoren auf den trigeminalen Nerventerminalen befinden und wahrscheinlich die Freisetzung von vasoaktiven Neuropeptiden und/oder die Transmission von Schmerzsignalen über den Trigeminus vermitteln. Zolmitriptan hat weiterhin eine Affinität zu 5-HT_{1F}-Rezeptoren und eine geringe Affinität zu 5-HT_{1A}-Rezeptoren. An andere Subtypen von Serotoninrezeptoren sowie an andere relevante Rezeptoren bindet Zolmitriptan nicht spezifisch.

5.5.1.2 Effekte an Gefäßen

Die vasokonstriktorischen Eigenschaften von Zolmitriptan an peripheren Arterien wurden nicht untersucht. Die Substanz ist ein potenter Vasokonstriktor an cerebralen Arterien und an Basilararterien von Versuchstieren und Menschen etwa dreimal so potent wie Sumatriptan. Bei Versuchstieren führt die intravenöse Gabe von Zolmitriptan zu einer cerebralen Vasokonstriktion, insbesondere arteriovenöser Shunts, ohne den cerebralen Blutfluß zu ändern (Martin et al. 1997).

5.5.1.3 Einfluß auf die neurogene Entzündung

In dem Modell von Moskowitz, bei dem bei Meerschweinchen das Ganglion trigeminale elektrisch stimuliert und damit eine neurogene Entzündung in der Dura ausgelöst wird, unterdrückte Zolmitriptan dosisabhängig die Extravasation von radioaktiv markiertem Albumin (Martin 1996).

5.5.1.4 Trigeminale Nozizeption

Zolmitriptan überwindet im Gegensatz zu Sumatriptan die intakte Blut-Hirnschranke. Bei anästhesierten Katzen wurde das Ganglion trigeminale elektrisch stimuliert und erhöhte Konzentrationen von Calcitonin gene-related peptide (CGRP) und vasointestinalem Polypeptid (VIP) im venösen Blut der V. jugularis gefunden. Nach Applikation von Zolmitriptan normalisierten sich die Spiegel dieser beiden Neuropeptide (Goadsby und Edvinsson 1994). Rezeptorbindungsstudien mit radioaktiv markiertem Zolmitriptan zeigten eine Bindung des Moleküls im Nucleus caudalis des N. trigeminus und im Nucleus tractus solitarius des Hirnstamms, eine Region, die für Übelkeit und Erbrechen verantwortlich gemacht wird. In einem dritten Experiment wurde der Sinus sagittalis von Katzen elektrisch stimuliert und Einzelzellableitungen von schmerzsensitiven Neuronen im Nucleus caudalis des N. trigeminus vorgenommen. In Abhängigkeit von der Dosis konnte die Aktivität dieser schmerzvermittelnden Neurone durch die Gabe von Zolmitriptan vermindert werden (Goadsby und Hoskin 1996).

5.5.2 Pharmakokinetik

Zolmitriptan wird nach oraler Gabe rasch resorbiert. Die Spitzenkonzentration wird in der Regel innerhalb einer Stunde erreicht (Seaber et al. 1997). Alter, Geschlecht und Nahrungsaufnahme beeinflussen die Pharmakokinetik von Zolmitriptan nicht. Bei niereninsuffizienten Patienten kommt es nur zu einem leichten Anstieg der Plasmakonzentration von Zolmitriptan, so daß keine Dosisanpassung notwendig ist. Dies gilt nicht für Patienten mit eingeschränkter Leberfunktion, bei denen Zolmitriptan nicht gegeben werden sollte.

5.5.2.1 Bioverfügbarkeit
Die Resorption von radioaktiv markiertem Zolmitriptan lag nach oraler Gabe bei 64%, die mittlere absolute Bioverfügbarkeit bei etwa 40%.

5.5.2.2 Eiweißbindung
Etwa 25% von Zolmitriptan sind im Plasma an Proteine gebunden.

5.5.2.3 Metabolismus
Zolmitriptan wird zu drei Hauptmetaboliten abgebaut. Einer der Hauptmetaboliten ist biologisch aktiv. Die Substanz wird überwiegend hepatisch verstoffwechselt. Über 60% der Dosis werden nach oraler Gabe im Urin und 30% im Stuhl ausgeschieden. Die durchschnittliche Plasmahalbwertszeit liegt bei 2,5–3 Stunden.

5.5.3 Wirksamkeit/Dosisfindungsstudien

In insgesamt vier Studien wurde ein Dosisbereich zwischen 1 mg und 25 mg Zolmitriptan untersucht (Ferrari 1996, 1997). Bei einer Dosis von 2,5 mg wurde eine Erfolgsquote von etwa 65% nach 2 Stunden erreicht. Höhere Dosen als 2,5 mg führten zu einer identischen Wirkung, allerdings auch gleichzeitig zu vermehrten Nebenwirkungen. 2,5 mg Zolmitriptan waren signifikant wirksamer als 1 mg (Abb. 3)

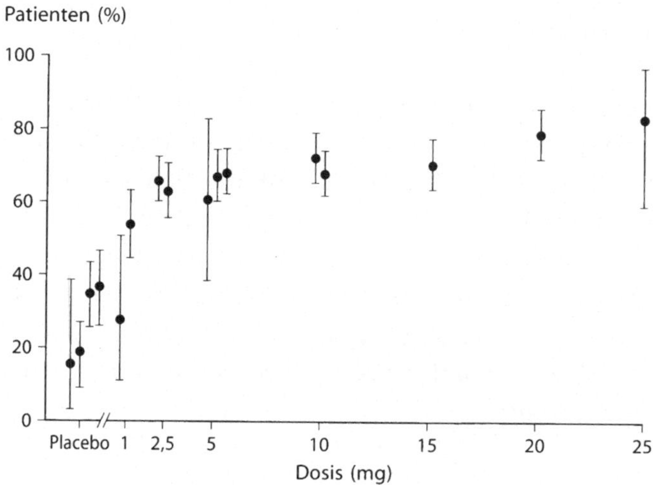

Abb. 3. Kopfschmerzreduktion (von schwer oder mittelschwer zu leicht oder kopfschmerzfrei) 2 Stunden nach Einnahme von Zolmitriptan; Ergebnisse verschiedener Dosierungen und nach Placebo

Im Vergleich zu Placebo waren 2,5 mg Zolmitriptan nach 30 min nicht signifikant besser wirksam. Eine Besserung der Kopfschmerzen verzeichneten hier 16% der Patienten mit Zolmitriptan und 14% mit Placebo. Der erste Unterschied zeigte sich nach einer Stunde, wo unter Zolmitriptan 40% der Patienten und unter Placebo 23% eine signifikante Besserung der Kopfschmerzintensität hatten. Die entsprechenden Zahlen nach zwei Stunden betrugen 64% für Zolmitriptan und 29% für Placebo und nach vier Stunden 73% für Zolmitriptan und 34% für Placebo. Die Gesamtzahl der Patienten in dieser Studie betrug 1872 für Zolmitriptan und 321 für Placebo. Vollständig kopfschmerzfrei nach zwei Stunden waren 25% der Patienten mit Zolmitriptan und 6% mit Placebo, nach vier Stunden betrugen die entsprechenden Zahlen 42% für Zolmitriptan und 12% für Placebo (Rapoport et al. 1997, persönl. Mitteilung Fa. Zeneca).

Wie auch bei Sumatriptan kann es bei Zolmitriptan zu einem Wiederauftreten der Kopfschmerzen kommen. Dieses war definiert als eine zunächst signifikante Besserung der Kopfschmerzen (von schwer oder mittelschwer auf leicht oder keine Kopfschmerzen) innerhalb von vier Stunden und Wiederauftreten der Kopfschmerzen innerhalb der nächsten 24 Stunden. Bei 22–37% der Patienten kam es unter Zolmitriptan 2,5 mg zum Wiederauftreten der Kopfschmerzen (Solomon et al. 1997, Rapoport et al. 1997). Bezüglich der Wirksamkeit ergaben sich keine Unterschiede zwischen Männern und Frauen und in verschiedenen Altersgruppen zwischen 18 und 60 Jahren. Es zeigten sich auch keine Unterschiede in der Wirksamkeit in Abhängigkeit vom Körpergewicht.

Die Reproduzierbarkeit der Wirksamkeit wurde in Langzeitstudien untersucht. Insgesamt 2058 Patienten behandelten 31.579 Migräneattacken innerhalb eines Jahres. Die Dosis in den Langzeitstudien betrug allerdings 5 mg Zolmitriptan. In dieser selektionierten Patientenpopulation, bei der Patienten mit einer schlechten Wirkung a priori ausgeschlossen sind, hatten 81% der Patienten eine signifikante Besserung der Kopfschmerzen nach zwei Stunden. Schmerzfrei nach zwei Stunden waren 55% der behandelten Patienten (Lipton und Stewart 1997, Zagami for the 311C90 Long-Term Study Group 1997). Weiterhin ergaben sich keine Unterschiede in der Behandlung von Migräneattacken mit und ohne Aura. Die Wirksamkeit von Zolmitriptan war auch unabhängig davon, zu welchem Zeitpunkt innerhalb der Attacke die Medikation eingenommen wurde. Im Rahmen des Studienprogramms wurden auch speziell menstruationsassoziierte Migräneattacken untersucht (Schoenen und Sawyer 1997). Hier ergab sich kein Unterschied in der Wirksamkeit bei Migräneattacken innerhalb oder außerhalb der Periode.

Zolmitriptan ist wie Sumatriptan wirksam in der Bekämpfung der vegetativen und autonomen Begleiterscheinungen der Migräne wie Übelkeit, Erbrechen, Lichtscheu und Lärmempfindlichkeit.

In den Zolmitriptan-Studien wurde ein weiteres Maß neben der reinen Reduktion der Kopfschmerzintensität benutzt, genannt "meaningfull migraine relief". Dies umschreibt global die Zufriedenheit der Patienten mit der Behandlung. Dieses Maß schließt neben der Besserung von Kopfschmerzen und Übelkeit auch die Notwendigkeit von Begleitmedikationen und das Wiederauftreten von Kopfschmerzen ein. Insgesamt berichteten 62% der Patienten, die 2,5 mg Zolmitriptan erhalten hatten, über eine für sie bedeutsame Besserung der Migräneattacken im Vergleich zu 31% mit Placebo. Der Verbrauch an zusätzlicher Medikation zur Behandlung der

Migräneattacke innerhalb von 24 Stunden betrug 42% bei Zolmitriptan und 67% bei Placebo.

Kam es zum Wiederauftreten der Kopfschmerzen, war eine zweite Dosis von 2,5 mg Zolmitriptan bei 90% der Patienten wirksam (Schoenen und Sawyer 1997).

In einer weiteren großen Vergleichsstudie wurden 5 mg Zolmitriptan mit 100 mg Sumatriptan und Placebo verglichen (Diener und Klein 1997). In dieser Studie wurde allerdings auf Betreiben der Ethik-Kommission eine ungewöhnliche Randomisierung im Verhältnis 8:8:1 für Zolmitriptan:Sumatriptan:Placebo vorgenommen. Später stellte sich heraus, daß durch die Information der Patienten über das Randomisierungsverhältnis eine ungewöhnlich hohe Erwartungshaltung bestand und dadurch die Wirkung von Placebo fast genau so hoch war wie die von Sumatriptan und Zolmitriptan. Zwischen 100 mg Sumatriptan und 5 mg Zolmitriptan bestand kein Unterschied in der Wirkung. Ein Wiederauftreten von Kopfschmerzen war bei Zolmitriptan mit 27% genauso häufig wie mit 100 mg Sumatriptan (26%). Eine Vergleichsstudie mit 50 mg Sumatriptan und 2,5 mg Zolmitriptan liegt noch nicht vor.

5.5.4 Nebenwirkungen

Im großen und ganzen entspricht das Nebenwirkungsprofil von Zolmitriptan dem von Sumatriptan (Edmeads und Millson 1997). Lediglich das Engegefühl im Bereich der Brust ist etwas schwächer ausgeprägt. Die Tabelle 7 zeigt die häufigsten Nebenwirkungen.

Die meisten Nebenwirkungen waren relativ gering ausgeprägt, und nur sehr wenige Patienten brachen die Behandlung wegen Nebenwirkungen ab (Edmeads und Millson 1997).

Bemerkenswert ist die Tatsache, daß bezüglich zentraler Nebenwirkungen zwischen Sumatriptan und Zolmitriptan kein Unterschied besteht. Sumatriptan vermag wie oben ausgeführt unter normalen physiologischen Umständen die Blut-Hirnschranke nicht zu überwinden. Für dieses Phänomen gibt es zwei Erklärungsmöglichkeiten: Entweder führt Zolmitriptan nicht zu vermehrten zentralen

Tabelle 7. Nebenwirkungen von Zolmitriptan und Sumatriptan

Art der Nebenwirkung	Placebo n=401	2,5 mg Zolmitriptan n=498	100 mg Sumatriptan n=504
Schwäche	3%	3%	11%
Schweregefühl	<1%	2%	5%
Mundtrockenheit	2%	3%	2%
Übelkeit	4%	9%	7%
Schwindelgefühl	4%	8%	7%
Müdigkeit	3%	6%	6%
Parästhesien	1%	6%	7%
Wärmegefühl	2%	4%	6%
Engegefühl im Bereich der Brust	<1%	3%	1%

Nebenwirkungen, oder Sumatriptan ist in der Lage, während der Migräneattacke die Blut-Hirnschranke zu überschreiten.

Bei den in der Klinik angewandten Dosen von Zolmitriptan von 2,5 und 5 mg kommt es nicht zu einem Anstieg des Blutdrucks (Dixon et al. 1997a). Es gab auch keine überzufällig häufigen Veränderungen des EKGs nach Einnahme von Zolmitriptan. Zolmitriptan bedingt zudem keine Veränderungen der Laborwerte (Blutbild, Leberwerte, Nierenwerte).

5.5.5 Wechselwirkungen

Es gibt Studien zu Wechselwirkungen mit Ergotamin, Paracetamol, Propranolol, Pizotifen, Dihydroergotamin, Fluoxitin, Moclobemid und Selegilin (ein MAO-B-Hemmer). Für keine der untersuchten Substanzen ergab sich eine signifikante pharmakokinetische Interaktion mit Zolmitriptan in den therapeutisch angewandten Dosen (Dixon et al. 1997b, Dixon und Warrander 1997, Rolan 1997). Allerdings ist die synergistische Wirkung von Triptanen und Mutterkornalkaloiden zu beachten. Lediglich bei deutlich höheren als den therapeutisch angewandten Dosen von Zolmitriptan kam es zu einer Interaktion mit Propranolol. Diese spielt aber bei den therapeutisch verwendeten Dosen keine Rolle.

5.5.6 Kontraindikationen

Zolmitriptan ist wie Sumatriptan kontraindiziert bei mittelschwerer oder schwerer Hypertonie sowie bei unzureichend eingestellter Hypertonie, ferner bei Patienten mit koronarer Herzkrankheit, mit Myokardinfarkt, Koronarspasmen oder arterieller Verschlußkrankheit der Beine. Zolmitriptan sollte nicht bei Patienten nach Schlaganfall oder transienten ischämischen Attacken gegeben werden. Es ist kontraindiziert bei Patienten mit Niereninsuffizienz. Ebenfalls sollten Patienten mit Herzrhythmusstörungen wie dem Wolff-Parkinson-White-Syndrom oder anderen Herzrhythmusstörungen nicht behandelt werden.

Kinder unter 12 Jahren sollten die Substanz nicht erhalten. Die Wirksamkeit bei Jugendlichen zwischen 12 und 17 Jahren ist untersucht, die Ergebnisse sind noch nicht publiziert. Es liegen auch keine Informationen zur Wirksamkeit und Verträglichkeit bei Patienten über 65 Jahren vor, so daß in dieser Altersgruppe Zolmitriptan nur dann gegeben werden sollte, wenn es keine Alternativen gibt und wenn vaskuläre Risikofaktoren mit Sicherheit ausgeschlossen werden. Zu beachten ist ferner, daß Zolmitriptan nicht gleichzeitig mit Mutterkornalkaloiden oder anderen Triptanen angewandt werden darf, da es hierbei zu einer erheblichen Verstärkung der unerwünschten Wirkungen kommen kann.

5.5.7 Ratschläge zur Anwendung

Zolmitriptan hat ähnliche Wirkungen und Nebenwirkungen wie Sumatriptan. Im direkten Vergleich sind 5 mg Zolmitriptan etwa so wirksam wie 100 mg Sumatriptan und 2,5 mg sind im indirekten Vergleich etwa so wirksam wie 50 mg Sumatriptan. Zolmitriptan steht im Moment nur in der oralen Applikationsform zur Verfügung. Die klinische Erfahrung zeigt, daß einige Patienten, die auf

Sumatriptan nicht ansprechen, bei Zolmitriptan eine Wirkung zeigen und umgekehrt. Wie bei Sumatriptan ist es sinnlos, wenn die erste Dosis von Zolmitriptan unwirksam war, eine zweite Dosis zu applizieren. Kommt es nach erfolgreicher Behandlung zum Wiederauftreten von Kopfschmerzen, können diese mit hoher Sicherheit erneut mit Zolmitriptan behandelt werden. Obwohl bisher keine entsprechenden Erkenntnisse vorliegen, muß davon ausgegangen werden, daß auch Zolmitriptan bei zu häufiger Einnahme zu einer Häufung von Migräneattacken und zu einem Triptaninduzierten Dauerkopfschmerz führen kann.

5.6   Naratriptan

5.6.1   Pharmakodynamik

5.6.1.1   Rezeptorselektivität

Naratriptan hat eine sechs- bzw. dreimal höhere Affinität als Sumatriptan zu menschlichen rekombinanten 5-HT_{1B}- und 5-HT_{1D}-Rezeptoren (Connor et al. 1998). Eine geringe Affinität besteht zu dem 5-HT_{1A}-Rezeptor, aber keine für die übrigen Serotoninrezeptor-Subtypen sowie für Adrenozeptoren, Dopaminrezeptoren, Neurokinin-1-Rezeptoren und Opiatrezeptoren.

5.6.1.2   Pharmakologie im Tierversuch oder Gefäßpräparat

Naratriptan bewirkt die Konstriktion cranieller Arterien und hemmt die Aktivierung des N. trigeminus durch eine selektive Stimulation von 5-HT_1-Rezeptoren. In Bezug auf die vasokonstriktorische Wirkung an craniellen Gefäßen ist Naratriptan dreimal potenter als Sumatriptan. Im Tierversuch hemmt Naratriptan, das die Blut-Hirnschranke überwindet, die Aktivität von schmerzvermittelnden Neuronen im Nucleus caudalis des N. trigeminus (Goadsby und Knight 1997). Naratriptan ist wie die anderen Triptane kein Analgetikum. In antinozizeptiven Tests hat die Substanz keinen Einfluß auf die Wahrnehmungsschwellen für Schmerz.

Naratriptan kontrahiert konzentrationsabhängig isolierte menschliche Koronararterien. Dafür sind allerdings Konzentrationen notwendig, die weit über den therapeutisch angewandten Dosierungen liegen.

5.6.2 Pharmakokinetik und -dynamik

Naratriptan wird rasch resorbiert. Die Zeit, bis die maximale Konzentration erreicht wird, beträgt zwei bis drei Stunden. Die orale Verfügbarkeit beträgt etwa 70% und ist bei Frauen etwas höher als bei Männern. Die Plasmahalbwertszeit liegt bei sechs Stunden. Die Plasmaproteinbindung beträgt 29%. Naratriptan wird hauptsächlich über den Urin ausgeschieden. Etwa 30% der eingenommenen Dosis wird über das Cytochrom-P 450-Isoenzymsystem metabolisiert. Bei wiederholter Gabe zeigt sich keine Akkumulation.

Patienten mit eingeschränkter Nieren- oder Leberfunktion hatten höhere Konzentrationen von Naratriptan. Bei diesen Patienten sollte eine Tagesdosis von 2,5 mg nicht überschritten werden.

5.6.3 Wirksamkeit

Ziel der klinischen Entwicklung war, eine Dosis von Naratriptan zu finden, die möglichst wenig Nebenwirkungen hervorruft unter Inkaufnahme einer möglicherweise geringeren Wirksamkeit im Verhältnis zu Sumatriptan. In einer ersten großen Dosisfindungsstudie an 643 Patienten wurden 1 mg, 2,5 mg, 5 mg, 7,5 mg und 10 mg Naratriptan mit Placebo und Sumatriptan verglichen.

Vier Stunden nach der Einnahme von 2,5 mg Naratriptan war es bei 63–65% der Patienten zu einer signifikanten Reduktion der Kopfschmerzen gekommen im Vergleich zu 39% bei Placebo und 80% bei Sumatriptan. Die Ergebnisse nach 2 Stunden wurden leider nicht publiziert. In einer zweiten Dosisfindungsstudie an 613 Patienten wurden Dosierungen von 0,1 mg, 0,25 mg, 1 mg und 2,5 mg Naratriptan oral untersucht. Wie in der ersten Studie zeigten 2,5 mg Naratriptan das beste Verhältnis zwischen Wirkung und Nebenwirkungen. Dosen unter 2,5 mg waren weniger wirksam. Kopfschmerzfrei nach vier Stunden waren 33–45% der Patienten, die 2,5 mg

Naratriptan eingenommen hatten, im Vergleich zu 20 bzw. 15% unter Placebo.

Publiziert ist eine von zwei großen Dosisfindungsstudien, in der Naratriptan in Dosierungen von 0,25 mg, 1 mg und 2,5 mg in einem randomisierten, doppelblinden Crossover-Design mit Placebo verglichen wurde (Mathew et al. 1997). 586 Patienten wurden in die Studie aufgenommen. Eine signifikante Besserung der Kopfschmerzen vom Schweregrad "schwer" oder "mittelschwer" zu "leicht" oder "keine Kopfschmerzen" berichteten 4 Stunden nach Einnahme der Dosierung 68% der Patienten nach 2,5 mg, 57% nach 1 mg und 39% nach 0,25 mg Naratriptan. Die Erfolgsquote nach Placebo lag bei 33%. Die Firma GlaxoWellcome stellte hier dem Autor die nicht publizierten Ergebnisse nach 2 Stunden zur Verfügung. Eine signifikante Reduktion der Kopfschmerzen nach 2 Stunden zeigten 49% der Patienten mit 2,5 mg Naratriptan im Vergleich zu 27% bei Placebo.

In dieser Studie registrierten die Patienten die Kopfschmerzintensität und mögliche Nebenwirkungen über einen Zeitraum von 24 Stunden. Darüber hinaus wurde der Bedarf an zusätzlicher Medikation und das Wiederauftreten von Kopfschmerzen nach initialer Wirksamkeit analysiert. Kopfschmerzfrei nach 4 Stunden waren 45% der Patienten nach 2,5 mg, 33% nach 1 mg, 20% nach 0,25 mg Naratriptan und 15% nach Placebo.

Naratriptan zeigte auch eine signifikante Wirkung bezüglich der Besserung von Übelkeit, Erbrechen, Lichtscheu, Lärmempfindlichkeit und allgemeinem Krankheitsgefühl. Zusätzliche Medikation benötigten 26% der Patienten nach 2,5 mg, 34% nach 1 mg und 48% nach 0,25 mg Naratriptan im Vergleich zu 52% der Patienten nach Placebo. Zu einem Wiederauftreten der Kopfschmerzen kam es bei 27% der mit 2,5 mg, bei 33% der mit 1 mg, bei 34% der mit 0,25 mg Naratriptan behandelten Patienten im Vergleich zu 36% der mit Placebo behandelten Patienten. Die mittlere Dauer bis zum Wiederauftreten der Kopfschmerzen betrug 10–11 Stunden bei 0,25 bis 2,5 mg und 8,5 Stunden bei Placebo. In allen drei Dosisstufen war Naratriptan genauso gut verträglich wie Placebo. Es traten auch keinerlei Veränderungen von Blutdruck oder Laborwerten auf.

In einer Placebo-kontrollierten Vergleichsstudie mit Sumatriptan 100 mg oral konnten die Patienten drei Migräneattacken jeweils mit derselben Studienmedikation behandeln. Insgesamt 1200 Patienten nahmen an der Studie teil. Nach vier Stunden kam es bei 75–77% der mit Sumatriptan behandelten Patienten zu einer signifikanten Besserung der Kopfschmerzen, bei 66–68% nach Naratriptan 2,5 mg und 22–33% nach Placebo. Die Unterschiede zwischen allen drei Substanzen waren signifikant (Abb. 4).

Kopfschmerzfrei waren nach vier Stunden zwischen 53 und 59% der Patienten mit Sumatriptan 100 mg, 43–48% mit Naratriptan 2,5 mg und 9–16% mit Placebo.

Naratriptan und Sumatriptan hatten auch signifikante Effekte auf Übelkeit, Erbrechen, Lichtscheu und Lärmempfindlichkeit. In einer weiteren Studie (Göbel et al. 1997) wurden speziell Patienten untersucht, bei denen es unter Triptanen häufig zum Wiederauftreten der Kopfschmerzen kam. Bei diesem Kollektiv war das Wiederauftreten von Kopfschmerzen nach wirksamer Behandlung mit Naratriptan mit 45% geringer als mit Sumatriptan 100 mg (57%). Diese Zahlen sind höher als sonst angegeben, da – wie beschrieben – für

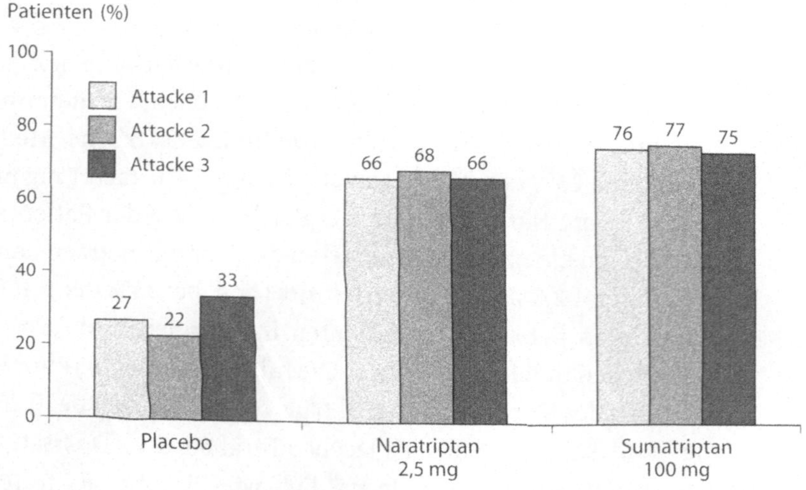

Abb. 4. Kopfschmerzrückgang 4 Stunden nach Einnahme von Naratriptan (2,5 mg), Sumatriptan (100 mg) bzw. Placebo bei 3 Attacken

die Studie speziell Patienten mit häufigem Wiederauftreten der Kopfschmerzen ausgewählt wurden.

In Langzeitstudien über 12 Monate behandelten 412 Patienten insgesamt 6770 Migräneattacken mit Naratriptan 2,5 mg. 68% der Patienten berichteten über eine Wirksamkeit nach vier Stunden.

In einer weiteren Studien wurden Jugendliche im Alter zwischen 12 und 17 Jahren untersucht. Auch in dieser Altersgruppe konnte eine signifikante Wirkung von Naratriptan 2,5 mg nachgewiesen werden.

5.6.4 Nebenwirkungen

In den Dosisfindungsstudien unterschieden sich im Dosisbereich zwischen 1 mg und 5 mg Naratriptan die unerwünschten Wirkungen nicht von den Angaben nach Placebo. Ab Dosierungen von 7,5 mg traten signifikant mehr Nebenwirkungen auf. Insgesamt erwiesen sich, wenn alle Studien zusammengefaßt wurden, 2,5 mg Naratriptan als am besten verträglich (Tabelle 8).

Auch andere Untersuchungen zeigten, daß 2,5 mg Naratriptan signifikant weniger Nebenwirkungen hervorruft als 100 mg Sumatriptan und daß sich die Nebenwirkungsrate nicht von der mit Placebo unterscheidet. Dies galt auch für die Langzeitstudien.

Tabelle 8. Patienten mit unerwünschten Ereignissen in Placebo-kontrollierten Studien (n=3628)

unerwünschte Ereignisse	Placebo	Naratriptan 2,5 mg	Sumatriptan 100 mg
Wärme-/Hitzegefühl, Schweregefühl, Druckgefühl oder Kribbeln	2%	4%	18%
Mißempfindungen im Brustbereich	1%	5%	5%
kardiovaskuläre Ereignisse	1%	1%	1%

Die Überwachung der Blutdruckwerte und des EKGs ergab keine signifikanten Änderungen. Auch die Inzidenz zentraler Nebenwirkungen wie Schwindel oder Müdigkeit unterschied sich in den Naratriptan-Studien bei 2,5 mg nicht von Placebo. Es gab keine Einflüsse auf die üblichen Laborparameter.

5.6.5 Kontraindikationen

Es gelten dieselben Kontraindikationen wie bei den übrigen Triptanen. Diese sollen hier nicht nochmals alle wiederholt werden (siehe Sumatriptan und Zolmitriptan).

5.6.6 Wechselwirkungen

Interaktionsstudien wurden mit Sumatriptan, Dihydroergotamin und Ergotamin durchgeführt. Es ergaben sich keine klinisch signifikanten Effekte auf Blutdruck, Herzfrequenz und EKG. Dessen ungeachtet sollten aber diese Substanzen nicht in Kombination mit Mutterkornalkaloiden oder Sumatriptan gegeben werden. Keine Interaktionen finden sich mit selektiven Serotonin-Wiederaufnahmehemmern, ß-Adrenozeptorenblockern, trizyklischen Antidepressiva und Alkohol.

5.6.7 Ratschläge zur Anwendung

Naratriptan eignet sich besonders für Patienten, bei denen es unter Sumatriptan zu ausgeprägten Nebenwirkungen kommt und die die starke Wirksamkeit von Sumatriptan nicht notwendigerweise benötigen, da die Migräneattacken nur mittelschwer und damit einer Behandlung leichter zugänglich sind. Da Naratriptan in dieser Dosis fast keine Nebenwirkungen hat, eignet es sich insbesondere zur Verschreibung beim praktischen Arzt. Eine zeitaufwendige Aufklärung über mögliche Nebenwirkungen kann entfallen.

Migräneattacken werden mit 2,5 mg Naratriptan behandelt. Beim Wiederauftreten von Kopfschmerzen kann eine zweite Dosis nach vier Stunden appliziert werden. Wie bei den anderen Triptanen hat es keinen Sinn, eine zweite Dosis einzunehmen, wenn die erste Dosis nicht gewirkt hat. Es hat auch keinen Sinn, Naratriptan vorbeugend zu geben.

5.7   Rizatriptan

5.7.1   Pharmakodynamik

Rizatriptan hat wie Naratriptan eine hohe Affinität zu 5-HT_{1B}- und 5-HT_{1D}-Rezeptoren und eine geringe Affinität zu 5-HT_{1A}-Rezeptoren. Rizatriptan besitzt keine Affinität zu den übrigen Serotoninrezeptor-Subtypen und zu den anderen wichtigen Rezeptoren wie Dopaminrezeptoren, Histaminrezeptoren und Adrenozeptoren.

Rizatriptan bindet an $5\text{-HT}_{1B/1D}$-Rezeptoren und führt so zu einer Vasokonstriktion und Hemmung der neurogenen Entzündung. Im Tierexperiment führt Rizatriptan zu einer Verminderung des Blutflusses in der A. carotis ohne wesentliche Effekte auf den koronaren Blutfluß oder den Blutfluß in den Lungen. An isolierten menschlichen Arterien bewirkt Rizatriptan eine ausgeprägte Vasokonstriktion intracranieller Arterien und nur eine geringe Vasokonstriktion an den Koronarien, die weniger 5-HT_{1B}-Rezeptoren haben als cranielle Arterien (Longmore et al. 1997). Im Vergleich zu Sumatriptan führte Rizatriptan zu einer ausgeprägteren Vasokonstriktion im Bereich der A. meningea media des Menschen und zu einer geringeren Vasokonstriktion an menschlichen Koronararterien. Ob sich dies in einem verbesserten Sicherheitsprofil auswirkt, kann erst nach Zulassung und nach Behandlung vieler Migräneattacken beurteilt werden. Rizatriptan hemmt auch die neurogene Entzündung in der Dura nach elektrischer Stimulation des Ganglion trigeminale (Shepheard et al. 1997, Williamsen et al. 1997). Rizatriptan inhibiert darüber hinaus die Freisetzung von CGRP (Calcitonin gene-related peptide) aus meningealen perivaskulären sensiblen Nervenendigungen.

Im Nucleus caudalis des N. trigeminus im Hirnstamm hemmt Rizatriptan Neurone, die durch Schmerzstimuli im Bereich der Dura mater aktiviert werden (Cumberbatch et al. 1997). Im Gegensatz dazu vermag Rizatriptan Schmerzstimuli im Bereich des Rükkenmarks nicht zu hemmen, besitzt also keine generellen analgetischen Eigenschaften.

Rizatriptan wirkt daher auf allen Ebenen der Migränepathophysiologie, d. h. sowohl im Bereich der dilatierten Duraarterien als auch bei der Hemmung der neurogenen Entzündung und zentralen Überleitung von Schmerzimpulsen.

5.7.2 Pharmakokinetik

Die orale Bioverfügbarkeit bei 5 und 10 mg-Dosierungen von Rizatriptan liegt zwischen 40 und 45%. Die Zeit bis zum Erreichen der maximalen Plasmakonzentration beträgt 1–1,5 Stunden (Sciberras et al. 1997). Rizatriptan hat eine Eiweißbindung von etwa 14%. Es ist, wenn auch in geringerem Ausmaß als Naratriptan und Zolmitriptan, in der Lage, die Blut-Hirnschranke zu überwinden. Der Abbau erfolgt über die Monoaminoxidase A. Die Plasmahalbwertszeit beträgt etwa 2 Stunden. Die Ausscheidung der Metaboliten erfolgt bevorzugt über die Nieren. Es gibt keine wesentlichen Unterschiede in der Pharmakokinetik in verschiedenen Altersgruppen und zwischen Männern und Frauen.

5.7.3 Wirksamkeit

Dosisfindungsstudien zeigten das beste Verhältnis zwischen Wirkung und Nebenwirkungen für Rizatriptan-Dosen von 5 und 10 mg. Höhere Dosierungen führten zu vermehrten Nebenwirkungen (Visser et al. 1997, Gijsman et al. 1997).

In doppelblinden, Placebo-kontrollierten, randomisierten Parallelgruppenstudien behandelten 2500 Patienten insgesamt 3500 Migräneattacken. Bei der 10 mg-Dosis war erstmals nach 30 min ein signifikanter Unterschied zu Placebo zu sehen. Eine signifikante

Besserung der Kopfschmerzen nach zwei Stunden hatten 60–67% der Patienten mit 5 mg Rizatriptan, 67–77% mit 10 mg Rizatriptan und 22–40% mit Placebo. Kopfschmerzfrei nach zwei Stunden waren 25–33% mit Rizatriptan 5 mg, 40–44% mit Rizatriptan 10 mg und 2–10% mit Placebo. Bei Rizatriptan kommt es wie bei anderen Triptanen zu einem Wiederauftreten der Kopfschmerzen. Dies ist bei etwa einem Drittel der Patienten der Fall.

Beträgt die initiale Dosis 5 mg Rizatriptan und wird das Wiederauftreten der Kopfschmerzen mit derselben Dosis behandelt, verspüren zwei Stunden später 71% der Patienten eine signifikante Besserung der Kopfschmerzen und 36% sind schmerzfrei. Bei Dosierungen von zweimal 10 mg beträgt die Besserung der Kopfschmerzen nach zwei Stunden 82%. Der Anteil der Patienten, die kopfschmerzfrei werden, liegt bei 49% (Visser 1997).

In weiteren Studien wurde die Reproduzierbarkeit der Wirkung bei vier konsekutiven Migräneattacken untersucht. 96% der Patienten hatten zumindest bei einer der vier Attacken eine signifikante Besserung der Kopfschmerzen. Von den Patienten, die bei der ersten Migräneattacke auf die Therapie nicht ansprachen, verspürten 70% bei der zweiten Attacke eine signifikante Besserung der Kopfschmerzen.

In einer weiteren großen Studie wurden 5 mg sowie 10 mg Rizatriptan und 100 mg Sumatriptan verglichen. Rizatriptan 5 mg war etwas weniger wirksam als Sumatriptan 100 mg. Die höhere Dosis erwies sich für einige der untersuchten Parameter als wirksamer als 100 mg Sumatriptan. Zwei Stunden nach der Einnahme betrug die Rate der Besserung der Kopfschmerzen für Rizatriptan 67%, für Sumatriptan 62%. Die entsprechenden Zahlen für ein komplettes Verschwinden der Kopfschmerzen lauteten 40 und 33%. Eine Besserung von Übelkeit beobachteten 75% der Patienten nach Rizatriptan vs. 67% nach Sumatritpan. Die Bewältigung der Alltagsaufgaben erreichten 42% vs. 32% der Patienten. In diesen Studien wurde auch gemessen, wieviel Zeit verging, bis der Patient zum ersten Mal eine für ihn signifikante Besserung der Kopfschmerzen verspürte. Dieser Zeitraum war bei Rizatriptan signifikant kürzer als bei Sumatriptan.

In Langzeitstudien über ein Jahr wurden über 46.000 Migräneattacken von insgesamt 1841 Patienten behandelt, von denen etwa 80% 5 oder 10 mg Rizatriptan einnahmen. Der Vergleich erfolgte mit der üblichen Behandlung der Patienten, wobei die meisten Patienten Sumatriptan oder nicht-steroidale Antirheumatika einnahmen. Die Besserung der Kopfschmerzen nach zwei Stunden betrug 70% bei der üblichen Medikation, 80% bei 5 mg Rizatriptan und 90% bei 10 mg Rizatriptan. Kopfschmerzfrei nach zwei Stunden waren 29% bei der üblichen Behandlung, 35% bei 5 mg und 50% bei 10 mg Rizatriptan. Der Prozentsatz der Patienten, die bei jeder Attacke eine signifikante Wirkung der Substanz hatten, lag bei 73% nach 10 mg Rizatriptan.

5.7.4 Nebenwirkungen

Rizatriptan hat ähnliche Nebenwirkungen wie die anderen Triptane. Die häufigsten Nebenwirkungen bei 5 und 10 mg waren Schwindel, Schläfrigkeit, Schwäche und Übelkeit. Meist waren die Nebenwirkungen leicht ausgeprägt und von vorübergehender Natur. In den Phase III-Studien gab es keine schwerwiegenden Nebenwirkungen. Die abgeleiteten EKGs waren unverändert. Die Häufigkeit des Engegefühls im Bereich der Brust war bei 5 und 10 mg Rizatriptan genauso wie bei Placebo. Auch in den Langzeitstudien ergaben sich keine anderen Nebenwirkungen.

5.7.5 Wechselwirkungen

Wechselwirkungen ergaben sich mit dem MAO-A-Inhibitor Moclobemid und mit Propranolol. Patienten, die Propranolol zur Migräneprophylaxe einnehmen, sollten nur 5 mg Rizatriptan benutzen. Mit den übrigen ß-Adrenozeptorblockern, den Mutterkornalkaloiden, oralen Antikontrazeptiva und selektiven Serotonin-Wiederaufnahmehemmern gibt es keine Interaktionen.

5.7.6 Kontraindikationen

Es gelten dieselben Kontraindikationen wie für die anderen Serotoninagonisten (siehe dort).

5.7.7 Ratschläge zur Anwendung

Da zum Zeitpunkt der Erstellung dieses Buches Rizatriptan noch nicht zugelassen war, bestehen bisher keine größeren Erfahrungen mit der Anwendung im Alltag. Basierend auf den klinischen Studien führt die orale Applikationsform zu einer rascheren Resorption als Sumatriptan bei oraler Gabe und wirkt auch schneller. Das Nebenwirkungsprofil erscheint bei einer etwas besseren Wirksamkeit gleichzeitig etwas günstiger als bei Sumatriptan. Die Frage, ob Patienten, die auf Sumatriptan nicht ansprechen, bei Rizatriptan eine Wirkung haben, ist bisher nicht ausreichend untersucht. Interessant wird eine andere Applikationsform sein, in der die Substanz auf der Zunge sofort aufgelöst wird und ohne Wasser genommen werden kann.

5.8 Vergleich der Triptane

Dosierungen, Nebenwirkungen und Kontraindiaktionen sind in der Tabelle 9 zusammengefaßt.

5.8.1 Pharmakologie

Bisher wurde Eletriptan als ein weiteres Triptan nicht abgehandelt, da hierzu bisher nur Phase II-Daten vorliegen. In die Gesamtschau der Triptane werden aber die bisher publizierten Daten zur Pharmakologie und Wirkung einbezogen. Wie die Abbildung 5 zeigt, liegt der Zeitpunkt bis zum Erreichen der Maximalkonzentration im Plasma (t_{max}), der über die Geschwindigkeit des Wirkungseintritts entscheidet, mit 10 Minuten am kürzesten für die subkutane

Tabelle 9. Triptane zur Behandlung akuter Migräneattacken

Substanzen	Dosis	Nebenwirkungen	Kontraindikationen
Sumatriptan (Imigran®) *A*	25–100 mg p.o. 25 mg Supp. 6 mg s.c. (Auto-injektor) 20 mg Nasen-spray	Engegefühl im Bereich der Brust und des Halses, Parästhesien der Extremitäten, Kältegefühl, Lokalreaktion an der Injektionsstelle	Hypertonie, koronare Herzerkrankung, Angina pectoris, Myokardinfarkt in der Vorgeschichte, M. Raynaud, arterielle Verschlußkrankheit der Beine, TIA oder Schlaganfall, Schwangerschaft, Stillzeit, Kinder, Alter >65 Jahre, schwere Leber- oder Niereninsuffizienz
Zolmitriptan (AscoTop®) *A*	2,5 mg p.o.	wie Sumatriptan	wie Sumatritpan
Naratriptan (Naramig®) *A*	2,5 mg p.o.	wie Sumatriptan	wie Sumatritpan
Rizatriptan (Maxalt®) *A*	5 mg oder 10 mg p.o.	wie Sumatriptan	wie Sumatritpan

A = Therapieempfehlung stützt sich auf mehrere Placebo-kontrollierte Studien oder eine Meta-Analyse

Gabe von Sumatriptan. Zolmitriptan und Naratriptan haben die längsten Zeiten bis zum Erreichen der t_{max}. Von den oralen Applikationsformen werden Rizatriptan und Eletriptan am raschesten resorbiert (Abb. 5).

Die Plasmahalbwertszeit ist am kürzesten für Sumatriptan und Rizatriptan und am längsten für Eletriptan (Abbildung 6). Dies hat aber offenbar keine wesentlichen Auswirkungen auf die Wirkungsdauer bzw. auf die Zeit bis zum Wiedereintreten der Kopfschmerzen (Abb. 6).

Die Bioverfügbarkeit ist erwartungsgemäß bei der subkutanen Anwendung von Sumatriptan mit 96% am höchsten (Abbildung 7). Die weitaus geringere Bioverfügbarkeit von Zolmitriptan, Naratriptan, Rizatriptan und Eletriptan bei der Resorption aus dem Gastrointestinaltrakt bedingt die höheren Dosen bei oraler und rektaler Anwendung (Abb. 7).

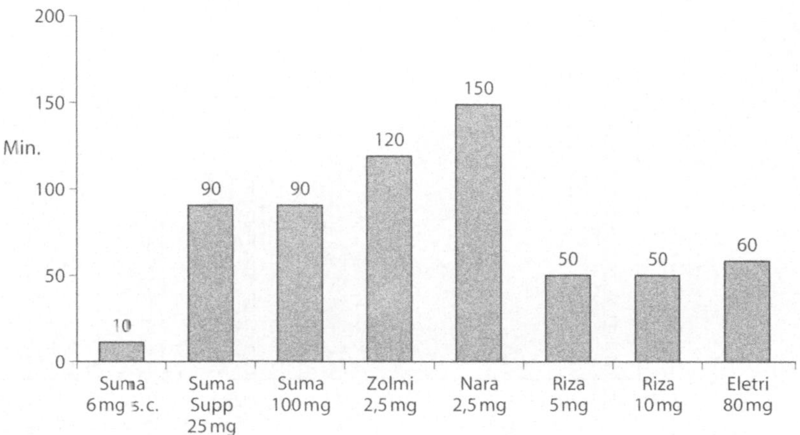

Abb. 5. Zeit bis zum Erreichen der maximalen Konzentration im Plasma (t_{max}) in Minuten; Suma = Sumatriptan, Zolmi = Zolmitriptan, Nara = Naratriptan, Riza = Rizatriptan, Eletri = Eletriptan. Die Zahlen beziehen sich auf die Dosierungen in mg. Je kürzer die t_{max}, umso früher sollte der Wirkungseintritt sein

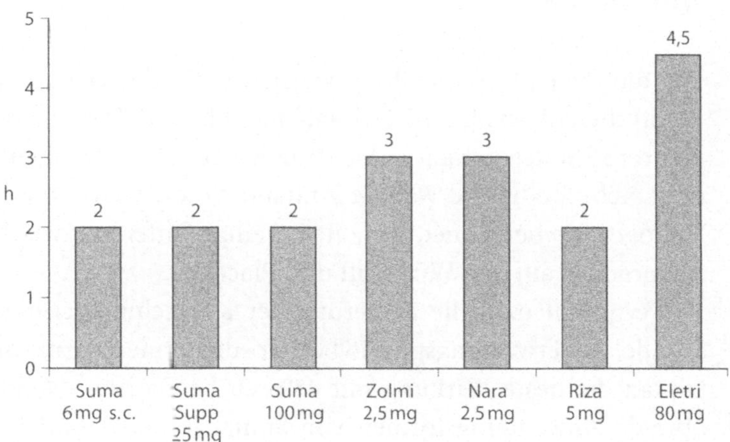

Abb. 6. Plasmahalbwertszeit ($t_{1/2}$) in Stunden. Suma = Sumatriptan, Zolmi = Zolmitriptan, Nara = Naratriptan, Riza = Rizatriptan, Eletri = Eletriptan. Die Zahlen beziehen sich auf die Dosierungen in mg

Die Eiweißbindung liegt bei allen Triptanen zwischen 14 und 30%. Lediglich Eletriptan hat mit 76% eine deutlich höhere Eiweißbindung.

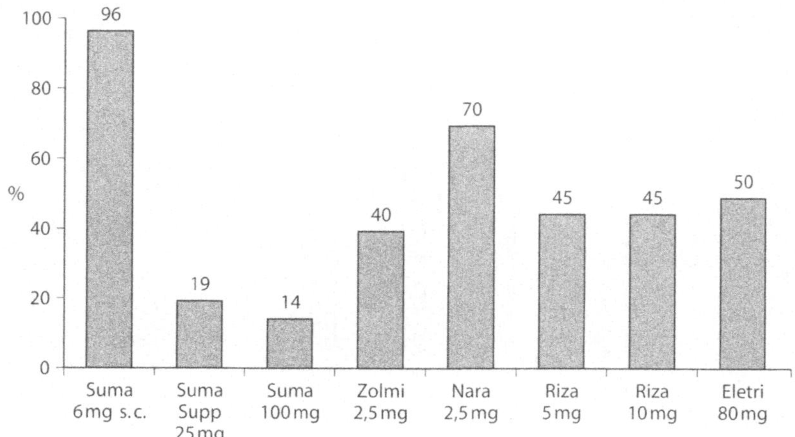

Abb. 7. Bioverfügbarkeit (%) für die verschiedenen Triptane. Abkürzungen wie in den vorherigen Abbildungen

5.8.2 Wirksamkeit

Für die folgende Darstellung wurden entweder Daten aus Phase III-Studien (Ausnahme Eletriptan, hier Phase II-Daten) oder, wenn mehrere Studien vorlagen, der Mittelwert der Wirksamkeit aus zwei oder mehr Studien verwendet. Anhand dieser Daten wurde der sog. Nettogewinn berechnet, d. h. die jeweilige Differenz zwischen dem Ansprechen auf den Wirkstoff und Placebo.

Vergleicht man die Besserung der Kopfschmerzen nach einer Stunde, war erwartungsgemäß bei der subkutanen Form von Sumatriptan die beste Wirkung mit 48% zu beobachten (Abb. 8). Die übrigen Anwendungsformen von Sumatriptan, Zolmitriptan und Naratriptan sowie Rizatriptan 5 mg unterscheiden sich nicht wesentlich. Rizatriptan 10 mg und Eletriptan 80 mg (Phase II-Daten) haben zu diesem Zeitpunkt eine etwas bessere Wirkung (Abb. 8).

Die Besserung der Kopfschmerzen nach zwei Stunden, der wichtigste Parameter klinischer Studien für die Wirksamkeit von Migränemitteln (Abbildung 9,10), ist am höchsten bei der subkutanen Applikation von Sumatriptan. Das Sumatriptan-Spray ist ebenso wirksam wie Sumatriptan-Zäpfchen. 25 mg Sumatriptan oral sind weniger wirksam als 50 und 100 mg. Naratriptan 2,5 mg ist etwas

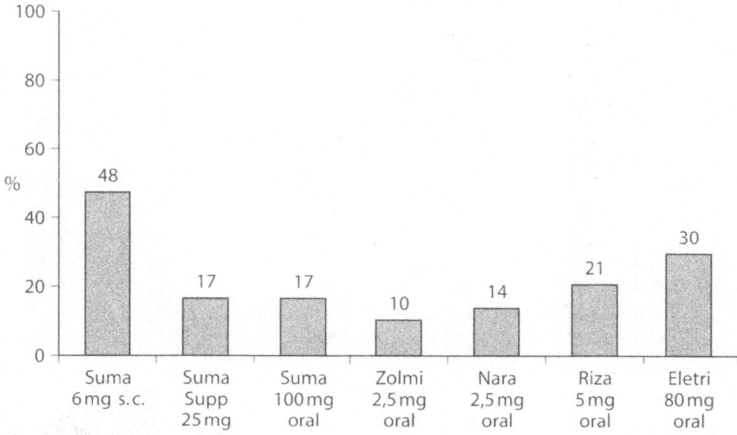

Abb. 8. Besserung der Kopfschmerzen von stark (3) oder mittelstark (2) zu leicht (1) oder kein Kopfschmerz (0) 1 Stunde nach der Applikation. Dargestellt ist der "Nettogewinn", der sich aus der Differenz von Verum und Placebo ergibt. Abkürzungen wie in Abb. 5

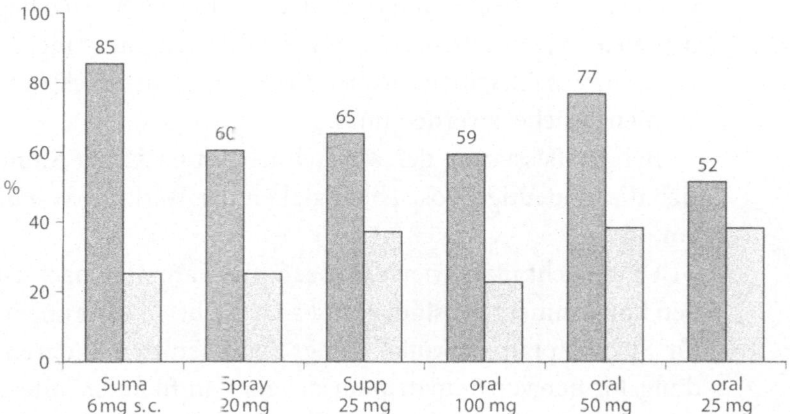

Abb. 9. Besserung der Kopfschmerzen von stark (3) oder mittelstark (2) zu leicht (1) oder kein Kopfschmerz (0) 2 Stunden nach der Applikation von Sumatriptan. Dargestellt ist der Prozentsatz der Patienten, der dieses Ergebnis nach 2 Stunden erzielt (dunkle Säulen) im Vergleich zu Placebo (graue Säulen)

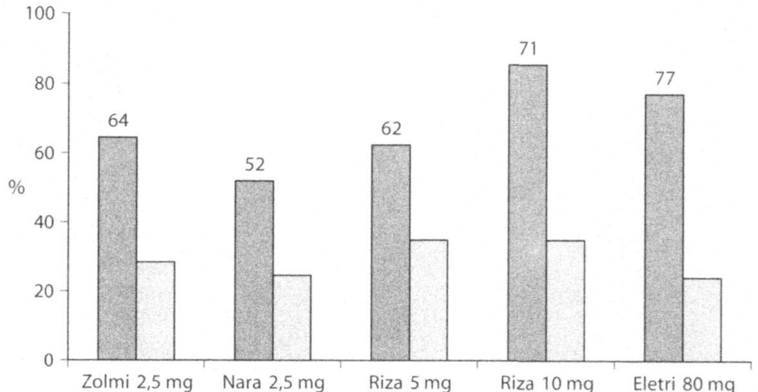

Abb. 10. Besserung der Kopfschmerzen von stark (3) oder mittelstark (2) zu leicht (1) oder kein Kopfschmerz (0) zwei Stunden nach oraler Gabe der Triptane (Dosis in mg). Dargestellt ist der Prozentsatz der Patienten, der dieses Ergebnis erzielt (dunkle Säulen) im Vergleich zu Placebo (graue Säulen). Abkürzungen wie in Abb. 5

weniger wirksam als Sumatriptan. Im mittleren Bereich liegen Rizatriptan 5 mg, Zolmitriptan 2,5 mg und Rizatriptan 10 mg. Am besten wirksam war Eletriptan, wobei dieses Ergebnis noch in Phase III-Studien gesichert werden muß.

Bei der Besserung der Kopfschmerzen nach vier Stunden zeigt sich die eindeutige Dosisabhängigkeit der Wirkung von Sumatriptan.

Untersucht man, wieviel Prozent der Patienten nach zwei Stunden kopfschmerzfrei sind, ergibt sich die beste Wirkung wiederum für Sumatriptan subkutan 6 mg. Zwischen den anderen Anwendungsformen von Sumatriptan ist kein signifikanter Unterschied zu erkennen. Es ergeben sich auch keine großen Unterschiede zu den übrigen Triptanen.

Die Häufigkeit des Wiederauftretens der Kopfschmerzen liegt bei den verschiedenen Medikamenten zwischen 17% als niedrigstem Wert bei Naratriptan 2,5 mg und 39% bei Sumatriptan s.c. Insgesamt ergibt sich eine Tendenz dahingehend, daß wirksamere Arzneimittel eher zu einem Wiederauftreten der Kopfschmerzen führen (Abb. 11).

Die Zeit bis zum Wiederauftreten der Kopfschmerzen ist für die oralen Dosen von Sumatriptan eindeutig dosisabhängig und beträgt

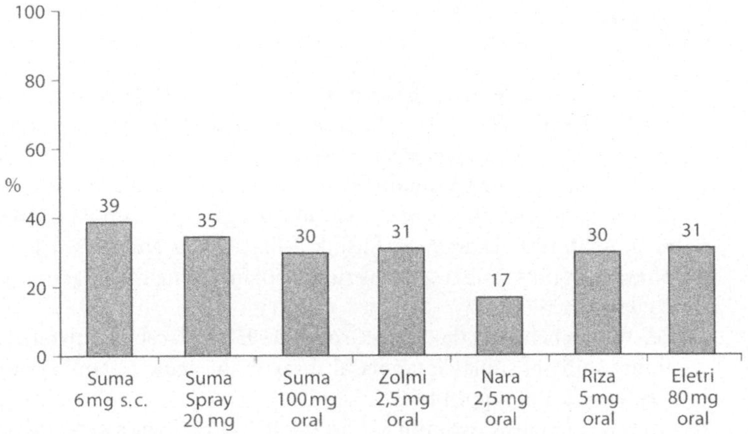

Abb. 11. Wiederauftreten von Kopfschmerzen nach initialer Wirksamkeit innerhalb von 24 h (in %). Abkürzungen wie in Abb. 5

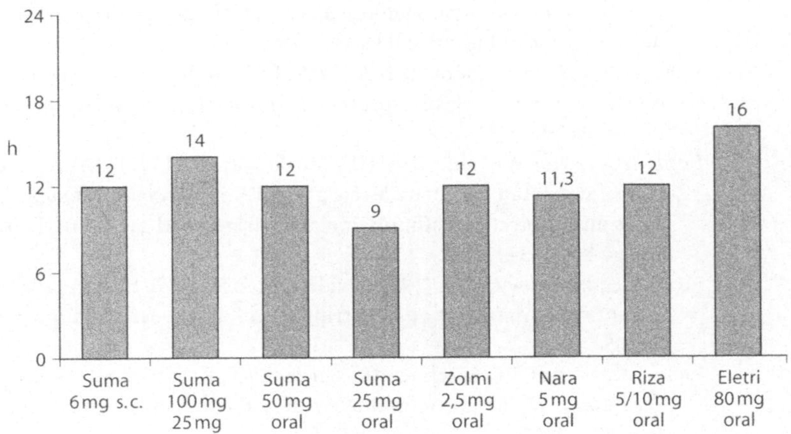

Abb. 12. Durchschnittliche Zeit bis zum Wiederauftreten der Kopfschmerzen in
Stunden. Abkürzungen wie in Abb. 5

9 Stunden für 25 mg Sumatriptan, 12 Stunden für 50 mg und 14
Stunden für 100 mg Sumatriptan. Im übrigen liegen für alle Triptane
die Zeiten bis zum Wiederauftreten der Kopfschmerzen zwischen 9
Stunden (Sumatriptan 25 mg) und 16 Stunden (Eletriptan 80 mg).

Literatur

Andersson PG, Hinge HH, Johansen O, Andersen CU, Lademann A, Gotzsche PC (1989) Double-blind study of naproxen vs placebo in the treatment of acute migraine attacks. Cephalalgia 9:29–32

Bannwarth B, Demotes-Mainard F, Schaeverbeke T, Labat L, Dehais J (1995) Central analgesic effects of aspirin-like drugs. Fund Clin Pharmacol 9:1–7

Bates D, Ashford E, Dawson R, Ensink F-BM, Gilhus NE, Olesen J, Pilgrim AJ, Shevlin P (1994) Subcutaneous sumatriptan during the migraine aura. Neurology 44:1587–1592

Becker WJ, on behalf of the Study Group (1995) A placebo-controlled, dose-defining study of sumatriptan nasal spray in the acute treatment of migraine. Cephalagia 15 (Suppl 14): 239

Brown EG, Endersby CA, Smith RN, Talbot JCC (1991) The safety and tolerability of sumatriptan: an overview. Eur Neurol 31:339–344

Brune K, Beck WS, Geisslinger G, Menzel-Soglowek S, Peskar BM, Peskar BA (1991) Aspirin-like drugs may block pain independently of prostaglandin synthesis inhibition. Experientia 47:257–261

Buzzi G, Moskowitz MA (1990) The antimigraine drug, sumatriptan (GR43175), selectively blocks neurogenic plasma extravasation from blood vessels in dura mater. Br J Pharmacol 99:202–206

Buzzi G, Sakas DE, Moskowitz MA (1989) Indomethacin and acetylsalicylic acid block neurogenic plasma protein extravasation in rat dura mater. Eur J Pharmacol 165:251–258

Buzzi MG, Carter WB, Shimizu THH, Moskowitz MA (1991) Dihydroergotamine and sumatriptan attenuate levels of CGRP in plasma in rat superior sagittal sinus during electrical stimulation of the trigeminal ganglion. Neuropharmacology 30:1193–1200

Buzzi MG, Moskowitz MA (1991) Evidence for 5-HT1B/1D receptors mediating the antimigraine effect of sumatriptan and dihydroergotamine. Cephalalgia 11:165–168

Cady RK, Wendt JK, Kirchner JR, Sargent JD, Rothrock JF, Skaggs H (1991) Treatment of acute migraine with subcutaneous sumatriptan. JAMA 265:2831–2835

Chabriat H, Danchot J, Grippon P, Bousser MG (1994) Combined oral lysine acetylsalicylate and metoclopramide in the acute treatment of migraine: a multicentre double-blind placebo-controlled study. Cephalalgia 14:297–300

Connor HE, Fenjuk W, Beattie DT (1998) Naratriptan: biological profile in animal models relevant to migraine. Cephalalgia im Druck

Cumberbatch MJ, Hill RG, Hargreaves RJ (1997) Rizatriptan has central antinociceptive effects against durally evoked responses. Eur J Pharmacol 328:37–40

Dahlöf C (1993) Placebo-controlled clinical trials with ergotamine in the acute treatment of migraine. Cephalalgia 13:166–171

Dichgans J, Diener HC, Gerber WD, Verspohl EJ, Kukiolka H, Kluck M (1984) Analgetika-induzierter Dauerkopfschmerz. Dtsch med Wschr 109:369–373

Diener HC, Klein KB (1996) The first comparison of the efficacy and safety of 311C90 and sumatriptan in the treatment of migraine. Poster, 3rd European Headache Conference, Sardinia

Dixon R, Gillotin C, Gibbens M, Posner J, Peck RW (1997a) The pharmacokinetics and effects on blood pressure of multiple doses of the novel anti-migraine drug zolmitriptan (311C90) in healthy volunteers. Br J Clin Pharmacol 3:273–281

Dixon R, Warrander A (1997) The clinical pharmacokinetics of zolmitriptan. Cephalalgia 17:15–20

Dixon RM, Meire HB, Evans DH, Watt H, On N, Posner J, Rolan PE (1997b) Peripheral vascular effects and pharmacokinetics of the antimigraine compound, zolmitriptan, in combination with oral ergotamine in healthy volunteers. Cephalalgia 17:639–646

Dowson AJ, on behalf of the Study Group (1996) An open, dose-titration study evaluating 25 mg, 50 mg and 100 mg doses of oral sumatriptan in the acute treatment of migraine. Poster, 2nd EFNS Congress, Rome

Earl NL (1997) Zolmitriptan (311C90), a new acute treatment for migraine: an overview of safety. In: Oleson J, Tfelt-Hansen P (Hrsg.) Frontiers of Headache Research. Headache Treatment: Trial Methodology and New Drugs. Lippincott-Raven, New York, 267–272

Edmeads JG, Millson DS (1997) Tolerability profile of zolmitriptan (Zomig; 311C90), a novel dual central and peripherally acting 5-HT1B/1D agonist. Cephalalgia 17:41–52

Feniuk W, Humphrey PPA, Perren M (1989) The selective carotid arterial vasoconstrictor action of GR43175 in anaesthetized dogs. Brit J Pharmacol 96:83–90

Ferrari MD (1996) The clinical effectiveness of 311C90 in the acute treatment of migraine. Eur Neurol 36 (Suppl 2):4–7

Ferrari MD (1997) 311C90: Increasing the options for the therapy with effective acute antimigraine 5-HT1B/D receptor agonists. Neurology 48 (Suppl 3):21–24

Gijsman H, Kramer MS, Sargent J, Tuchman M, Matzura-Wolfe D, Polis A, Teall J, Block G, Ferrari MD (1997) Double-blind, placebo-controlled, dose-finding study of rizatriptan (MK-462) in the acute treatment of migraine. Cephalalgia 17:647–651

Goadsby PJ, Edvinsson L (1994) Peripheral and central trigeminovascular activation in cat is blocked by the serotonin (5HT)-1D receptor agonist 311C90. Headache 34: 394–399

Goadsby PJ, Edvinsson L, Ekman R (1990) Vasoactive peptide release in the extracerebral circulation of humans during migraine headache. Ann Neurol 28:183–187

Goadsby PJ, Gundlach AL (1991) Localization of 3H-Dihydroergotamine-binding sites in the cat central nervous system: relevance to migraine. Ann Neurol 29:91–94

Goadsby PJ, Hoskin KJ (1996) Inhibition of trigeminal neurons by intravenous administration of the serotonin (5-HT)1B/D receptor agonist zolmitriptan

(311C90): Are brain stem sites therapeutic target in migraine? Pain 67:355–359

Goadsby PJ, Knight Y (1997) Inhibition of trigeminal neurones after intravenous administration of naratriptan trough an action at 5-hydroxytryptamine (5-HT$_{1B/1D}$) receptors. Br J Pharmacol 122:918–922

Göbel H, Boswell D, Winter PDO, Crisp A (1997) A comparison of the efficacy and tolerability of naratriptan and sumatriptan among migraineurs with a history of frequent (50% of attacks) headache recurrence. Poster, VIIIth IHS Congress, Amsterdam.

Göbel H, Ernst M, Jeschke J, Keil R, Weigle L (1992) Acetylsalicylic acid activates antinociceptive brain-stem reflex activity in headache patients and in healthy subjects. Pain 48:187–195

Gross MLP, Kay J, Turner AM, Jewsbury J, Cleal AL (1995) Long-term efficacy of subcutaneous sumatriptan using a novel self-injector. Headache 35:601–606

Hämäläinen ML, Hoppu K, Santavuori P (1997) Sumatriptan for migraine attacks in children: A randomized placebo-controlled study. Do children with migraine attacks respond to oral sumatriptan differently from adults? Neurology 48:1100–1103

Havanka-Kanniainen H (1989) Treatment of acute migraine attack: ibuprofen and placebo compared. Headache 29:507–509

Humphrey PPA, Feniuk W, Motevalian M, Parsons AA, Whalley ET (1991) The vasoconstrictor action of sumatriptan on human isolated dura mater. In: Fozard JR, Saxena PR (Hrsg.) Serotonin: molecular biology, receptors and functional effects. Birkhäuser, Basel, 420–429

Johnson ES, Ratcliffe DM, Wilkinson M (1985) Naproxen sodium in the treatment of migraine. Cephalalgia 5:5–10

Kaube H, Hoskin KL, Goadsby PJ (1993) Intravenous acetylsalicylic acid inhibits central trigeminal neurons in the dorsal horn of the upper cervical spinal cord in the cat. Headache 33:541–544

Kaube H, Hoskin KL, Goadsby PJ (1993) Sumatriptan inhibits central trigeminal neurons only after blood-brain barrier disruption. Cephalalgia 13 (Suppl 13):41

Kaube H, May A, Diener HC, Pfaffenrath V (1994) Sumatriptan. BMJ 308:1573

Kirch W, Ziegler A (1989) Pharmakologische Grundlagen der Anwendung von Dihydroergotamin. Neurologie Psychiatrie 2:43–48

Klassen A, Elkind A AM, Webster C, Laurenza A, on behalf of the Naratriptan S2WA3001 Study Group (1997) Naratriptan is effective and well tolerated in the acute treatment of migraine. Results of a double-blind, placebo-controlled, parallel-group study. Headache 37:630–645

Klassen AC, Gabriel H, Hobbs S, Woessner M (1995) Safety and efficacy of sumatriptan suppositories in the acute treatment of migraine attacks. Poster, VII. IHS Congress, Toronto

Kunka RL, Hussey EK, Shaw S, Warner P, Aubert B, Richard I, Fowler PA, Pakes GE (1997) Safety, tolerability, and pharmacokinetics of sumatriptan suppositories following single and multiple doses in healthy volunteers. Cephalalgia 17:532–540

Lipton RB, Stewart WF (1997) Clinical applications of zolmitriptan (Zomig, 311C90). Cephalalgia 17 (Suppl 18):53–59

Longmore J, Hargreaves RJ, Boulanger CM, Brown MJ, Desta B, Ferro A, Schofield WN, Taylor AA, Hill RG (1997) Comparison of the vasoconstrictor properties of the 5-HT$_{1D}$-receptor agonists rizatriptan (MK-462) and sumatriptan in human isolated coronary artery: outcome of two independent studies using different experimental protocols. Funct Neurol 12:3–9

MacGregor EA, Wilkinson M, Bancroft K (1993) Domperidone plus paracetamol in the treatment of migraine. Cephalalgia 13:124-127

MacIntyre PD, Bhargava B, hogg KJ, Gemmill JD, Hillis WS (1993) Effect of subcutaneous sumatriptan, a selective 5-HT$_1$ agonist, on the systemic, pulmonary and coronary circulation. Circulation 87:401–405

Martin G, Dixon R, Seaber E (1997) Preclinical and clinical pharmacology of Zolmitriptan (311C90): A novel antimigraine agent. In: Oleson J, Tfelt-Hansen P (Hrsg.) Headache Treatment: Trial Methodology and New Drugs. Lippincott-Raven, New York, 257–262

Martin GR (1996) Inhibition of the trigemino-vascular system with 5-HT$_{1D}$ agonist drugs: Selectively targeting additional sites of action. Eur.Neurol 36 (Suppl 2):13–18

Martin GR, Robertson AD, MacLennan SJ, Prentice DJ, Barret VJ, Buckingham J, Honey AC, Giles H, Moncada S (1997) Receptor specificity and trigemino-vascular inhibitory actions of a novel 5-HT(1B/1D) receptor partial agonist, 311C90 (zolmitriptan). Br J Pharmacol 2:157–164

Massiou H, on behalf of the Study Group (1996) A comparison of sumatriptan nasal spray 20 mg and intranasal dihydroergotamin in the acute treatment of migraine. Poster, 3rd European Headache Conference, Sardinia

Mathew NT, Asgharnejad M, Peykamian M, Laurenza A, on behalf of the Naratriptan S2WA3003 Study Group (1997) Naratriptan is effective and well tolerated in the acute treatment of migraine. Results of a double-blind, placebo-controlled crossover study. Neurology 49:1485–1490

Monstadt I, on behalf of the Study Group (1995) The long-term tolerability, safety and efficacy of 25 mg sumatriptan suppositories in the acute treatment of migraine. Poster, VII. IHS Congress, Toronto

Nebe J, Heier M, Diener HC (1995) Low-dose ibuprofen in self-medication of mild to moderate headache: a comparison with acetylsalicylic acid and placebo. Cephalalgia 15:531–535

O'Callaghan J, for the Study Group (1993) Long-term efficacy of subcutaneous sumatriptan using a novel self-injector. Cephalalgia 13 (Suppl 13):161

Parsons AA, Whalley ET, Feniuk W, Connor HE, Hunmphrey PPA (1989) 5-HT$_1$-like receptors mediate 5-hydroxytryptamine-induced contraction of human isolated basilar artery. Brit J Pharmacol 96:434–449

Patten JP (1991) Clinical experience with oral sumatriptan: a placebo-controlled, dose-ranging study. J Neurol 238 (Suppl 1):S62–S65

Pearce I, Frank GJ, Pearce JMS (1983) Ibuprofen compared with paracetamol in migraine. Practitioner 227:465–467

Pfaffenrath V on behalf of the Study Group (1996) A study comparing the efficacy, safety, and tolerability of oral sumatriptan 25 mg, 50 mg and 100 mg doses in the acute treatment of migraine. Poster, 2nd EFNS Congress, Rome

Pilgrim AJ, Blakeborough P (1994) The clinical efficacy of sumatriptan in the acute treatment of migraine. Rev Contemp Pharmacother 5: 95–309

Rapoport AM, Ramadan NM, Adelmann JU, Mathew NT, Elkind AH, Kudrow DB, Earl NL, on behalf of the 017 Clinical Trial Study Group (1997) Optimizing the dose of zolmitriptan (Zomig 311C90) for the acute treatment of migraine. A multicenter, double-blind, placebo-controlled, dose-finding study. Neurology 49:1210–1218

Rolan P (1997) Potential drug interactions with the novel antimigraine compound zolmitriptan (Zomig, 311C90). Cephalalgia 17:21–27

Rosenkranz S, Deutsch HJ, Erdmann E (1997) "Saint Anthony's Fire": Ergotamin-induzierte Gefäßspasmen als Ursache akuter ischämischer Syndrome. Dtsch Med Wochenschr 14:450–454

Ross-Lee LM, Eadie MJ, Heazlewood V, Bochner F, Tyrer JH (1983) Aspirin pharmacokinetics in migraine. The effect of metoclopramide. Eur J Clin Pharmacol 24:777–785

Ryan R, Elkind A, Baker CC, Mullican W, DeBussy S, Asgharnejad M (1997) Sumatriptan nasal spray for the acute treatment of migraine. Neurology 49:1225–1230

Saito K, Markowitz S, Moskowitz MA (1988) Ergot alkaloids block neurogenic extravasation in dura mater: proposed action in vascular headaches. Ann Neurol 24:732–737

Salonen R on behalf of the Study Group (1996) Patient preference among 25 mg, 50 mg and 100 mg oral doses of sumatriptan. Poster, 2nd EFNS Congress, Rome

Salonen R, Ashford E, Dahlöf C, Dawson R, Gilhus NE, Lüben V, Noronha D, Warter J, for the International Study Group (1994) Intranasal sumatriptan for the acute treatment of migraine. J Neurol 241:463–469

Schoenen J, Sawyer J (1997) Zolmitriptan (Zomig, 311C90), a novel dual central and peripheral 5HT$_{1B/1D}$ agonist: an overview of efficacy. Cephalalgia 17 Suppl 18:28–40

Sciberras DG, Polvino WJ, Gertz BJ, Cheng H, Stepanavage M, Wittreich J, Olah T, Edwards M, Mant T (1997) Initial human experience with MK-462 (rizatriptan): a novel 5-HT$_{1D}$ agonist. Br J Clin Pharmacol 43:49–54

Seaber E, On N, Dixon RM, Gibbens M, Leavens WJ, Liptrot J, Chittick G, Posner J, Rolant PE, Peck RW (1997) The absolute bioavailability and metabolic disposition of the novel antimigraine compound zolmitriptan (311C90). Br J Clin Pharmacol 43:579–587

Shepheard SL, Williamson DJ, Beer MS, Hill RG, Hargreaves RJ (1997) Differential effects of 5-HT$_{1B/D}$ receptor agonists on neurogenic dural plasma extravasation and vasodilation in anaesthetized rats. Neuropharmacology 36:525–533

Solomon GD, Cade RK, Klapper JA, Earl NL, Saper JR, Ramadan NM, on behalf of the 042 Clinical Trial Study Group (1997) Clinical efficacy and tolerability of 2,5 mg zolmitriptan for the acute treatment of migraine. Neurology 49:1219–1225

Tansey MJB, Pilgrim AJ, Lloyd K (1993) Sumatriptan in acute treatment of migraine. J Neurol Sci 114:109–116

Tfelt-Hansen P, Henry P, Mulder LJ, Schaeldewaert RG, Schoenen J, Chazot G (1995) The effectiveness of combined oral lysine acetylsalicylate and metoclopramide compared with oral sumatriptan for migraine. Lancet 346:923–926

Tfelt-Hansen P, Olesen J (1984) Effervescent metoclopramide and aspirin (Migravess) versus effervescent aspirin or placebo for migraine attacks: a double-blind study. Cephalalgia 4:107–111

The Multinational Oral Sumatriptan and Cafergot Comparative Study Group (1991) A randomized, double-blind comparison of sumatriptan and Cafergot in the acute treatment of migraine. Eur Neurol 31:314–322

The Oral Sumatriptan and Aspirin plus Metoclopramide Comparative Study Group (1992) A study to compare oral sumatriptan with oral aspirin plus oral metoclopramide in the acute treatment of migraine. Eur Neurol 32:177–184

The Oral Sumatriptan Dose-Defining Study Group (1991) Sumatriptan – an oral dose- defining study. Eur Neurol 31:300–305

The Oral Sumatriptan International Multiple-Dose Study Group (1991) Evaluation of a multiple-dose regimen of oral sumatriptan for the acute treatment of migraine. Eur Neurol 31:306–313

The Subcutaneous Sumatriptan International Study Group (1991) Treatment of migraine attacks with sumatriptan. N Engl J Med 325:316–321

The Sumatriptan Auto-Injector Study Group (1991) Self-treatment of acute migraine with subcutaneous sumatriptan using an auto-injector device. Eur Neurol 31:323–331

Touchon J, Bertin L, Pilgrim AJ, Ashford E, Bès A (1996) A comparison of subcutaneous sumatriptan and dihydroergotamine nasal spray in the acute treatment of migraine. Neurology 47:361–365

Visser (1997) Pharmacologic profile and clinical efficacy of rizatriptan. Vortrag VIII. IHS Congress, Amsterdam

Visser WH, for the Study Group (1993) Does a combined regimen of subcutaneous followed by oral sumatriptan prevent headache recurrence. Cephalalgia 13, Suppl. 13:189

Visser WH, Jaspers NMWH, de Vriend RHM, Ferrari MD (1996) Risk factors for headache recurrence after sumatriptan: a study in 366 migraine patients. Cephalalgia 16:264–269

Visser WH, Terwindt GM, Reines SA, Jiang K, Lines CR, Ferrari MD, for the Dutch/US Rizatriptan Study Group (1997) Rizatriptan vs sumatriptan in the acute treatment of migraine. A placebo-controlled, dose-ranging study. Arch Neurol 53:1132–1137

Volans GN (1975) The effect of metoclopramide on the absorption of effervescent aspirin in migraine. Br J Clin Pharmacol 2:57-63

Weiller C, May A, Limmroth V, Jüptner M, Kaube H, van Schayck R, Coenen HH, Diener HC (1995) Brain stem activation in spontaneous human migraine attacks. Nature Medicine 1:658–660

Wilkinson M, Pfaffenrath V, Schoenen J, Diener HC, Steiner T (1995) Migraine and cluster headache – their management with sumatriptan: a critical rewiew of the current clinical experience. Cephalalgia 15:337–357

Williamsen DJ, Shepheard SL, Hill RG, Hargreaves RJ (1997) The novel anti-migraine agent rizatriptan inhibtis neurogenic dural vasodilation and extravasation. Eur J Pharmacol 328:61–64

Zagami AS, for the 311C90 Long-Term Study Group (1997) 311C90: long-term efficacy and tolerability profile for the acute treatment of migraine. Neurology 48 (Suppl 3):S25–S28

Zschiedrich M, Heidrich H, Dienes HP (1985) Ergotismus: Epidemiologie, Pathogenese, Histomorphologie, Diagnostik und Therapie. Med Klinik 80: 721–727

6 Behandlung der Migräneattacke durch den Arzt

6.1 Therapie im ärztlichen Notdienst

Patienten, die ihren Hausarzt oder den diensthabenden Arzt rufen bzw. die Notaufnahme eines Krankenhauses aufsuchen, haben bereits erfolglos eine orale Medikation versucht. In diesen Fällen erfolgt die Behandlung parenteral (Diener et al. 1997).

1. Standardtherapie ist die Kombination von 10 mg Metoclopramid (Paspertin®) mit 1000 mg Acetylsalicylsäure langsam i.v. (Aspisol®). In kontrollierten Studien hat sich diese Therapie als hochwirksam (fast genauso wirksam wie beispielsweise Sumatriptan subkutan), nebenwirkungsarm, preiswert und sicher erwiesen. Einzige Kontraindikationen sind extrapyramidalmotorische Erkrankungen (Metoclopramid) und Asthma bronchiale bzw. Gerinnungsstörungen (Acetylsalicylsäure).
2. Als Alternative kommt Dihydroergotamin in parenteraler Form in Frage. Die Dosis beträgt 1–2 mg subkutan oder intravenös. Die parenterale Applikationsform von Dihydroergotamin ist deutlich besser wirksam als die orale Form, da hier die Resorptionsprobleme keine Rolle spielen. Die parenterale Gabe von Dihydroergotamin empfiehlt sich besonders bei Patienten, bei denen es regelmäßig zum Wiederauftreten der Kopfschmerzen nach initialer Wirkung kommt, da die Wirkdauer von Dihydroergotamin länger ist als bei allen anderen Migränemitteln.
3. Eine weitere Alternative ist Sumatriptan 6 mg subkutan bei Patienten, die mit dieser Medikation bereits gute Erfahrungen haben und bei denen Acetylsalicylsäure nicht wirksam ist und Mutterkornalkaloide wegen der Nebenwirkungen (Übelkeit und Erbrechen) nicht appliziert werden können. Dies ist gleichzeitig auch

die teuerste Behandlungsform. Zu Nebenwirkungen und Kontraindikationen siehe Kapitel 5.4 über Sumatriptan.

4. Ein gut wirksames Schmerzmittel ist Metamizol, obwohl zu dieser Substanz keine kontrollierten Studien für die Behandlung von Migräneattacken vorliegen. Die übliche Injektionsmenge beträgt 500 mg. Metamizol (Novalgin®) muß sehr langsam injiziert werden, da es bei zu rascher Injektion zu einer Schockreaktion mit akutem Blutdruckabfall kommen kann. Die extrem seltene Agranulozytose, Leukozytopenie oder Thrombozytopenie spielt bei der Migräne keine Rolle, da sie fast ausschließlich bei längerer und regelmäßiger Anwendung beobachtet wurde. Kontraindikationen sind eine Pyrazolonallergie, ein angeborener Glukose-6-Phosphatdehydrogenase-Mangel, Störungen des Blutbildes, sehr niedriger Blutdruck, Schwangerschaft und Stillzeit.

6.2   Migräne bei Kindern

Bei Kindern kommen bevorzugt Paracetamol und Acetylsalicylsäure zum Einsatz. Das Reye-Syndrom nach Acetylsalicylsäure ist zu vernachlässigen, da es noch nie bei Kindern beobachtet wurde, die wegen einer Migräne behandelt wurden. Als Alternative kommt Ibuprofen in Frage. Spezifische Migränemittel wie die Mutterkornalkaloide und die Triptane sollten vermieden werden.

6.3   Ältere Menschen

Bei Personen jenseits des 65. Lebensjahres nimmt die Wahrscheinlichkeit zu, daß stumme oder klinisch inapparente vaskuläre Erkrankungen wie eine arterielle Verschlußkrankheit der Beine, eine koronare Herzkrankheit oder eine Verschlußkrankheit der hirnversorgenden Arterien vorliegt. Ältere Patienten sollten nur dann Mutterkornalkaloide oder Triptane erhalten, wenn die entsprechenden Erkrankungen ausgeschlossen sind oder wenn keine vaskulären Risikofaktoren wie Hypertonie, Diabetes mellitus, Rauchen, Hypercholesterinämie, Übergewicht und Bewegungsmangel bestehen. Im Zweifelsfall kann ein Belastungs-EKG oder eine Duplex-Sonographie der Carotiden zum Ausschluß arteriosklerotischer Plaques durchgeführt werden.

6.4 Schwangerschaft

In der Schwangerschaft ist nur eine Behandlung mit Paracetamol zulässig. Acetylsalicylsäure kann im 2. Trimenon gegeben werden. Alle anderen Analgetika, Mutterkornalkaloide und spezifische Migränemittel sind kontraindiziert.

6.5 Menstruelle Migräne

Bei der menstruellen Migräne gibt es häufig Probleme, da diese Attacken sehr lang dauern und intensiv sind. Hier sollten bevorzugt Migränemittel mit langer Halbwertszeit wie Ergotamin und – falls oral wirksam – Dihydroergotamin zum Einsatz kommen. Die Patientinnen müssen darauf hingewiesen werden, daß die jeweils kumulativen Maximaldosen pro Attacken nicht überschritten werden sollten.

Literatur

Diener HC, Brune K, Gerber W-D, Göbel H, Pfaffenrath V (1997) Behandlung der Migräneattacke und Migräneprophylaxe. Dtsch Ärztebl 94:A3092–3102, B2515–2521; Münch Med Wschr. 139:720–722; Nervenheilkunde 16:500–510; Arzneimitteltherapie 15:387–394

7 Verschiedenes

7.1 Selbstmedikation

Leichte und ein Teil der mittelschweren Migräneattacken können ohne weiteres im Rahmen der Selbstmedikation mit frei verkäuflichen Analgetika behandelt werden. Die Patienten sollten allerdings darauf aufmerksam gemacht werden, daß sie bevorzugt Monosubstanzen in ausreichender Dosis einnehmen sollten. Allerdings ist eine Kombination mit prokinetischen Antiemetika wirksamer, was einen Arztbesuch und das Ausstellen eines Rezeptes notwendig macht.

7.2. Kriterien der Arzneimittelauswahl

Bestimmend für die Auswahl des Arzneimittels sind in erster Linie die Schwere und Dauer der Migräneattacken. Leichte und mittelschwere Migräneattacken sind häufig durchaus einer Kombinationsbehandlung von Antiemetika mit Analgetika zugänglich. Mittelschwere Attacken sollten bevorzugt mit Antiemetika in Kombination mit Mutterkornalkaloiden behandelt werden. Die Triptane kommen dann zum Einsatz, wenn Analgetika und Mutterkornalkaloide nicht wirksam sind oder wenn sie wegen Nebenwirkungen nicht toleriert werden.

7.3 Monotherapie versus Kombinationspräparate

Es gibt bisher keine wirklich überzeugenden Studien, welche die Überlegenheit der Kombination von Analgetika im Vergleich zu einer ausreichenden Dosis von Monosubstanzen signifikant belegt hätten. Es gibt aber unzweifelhaft Patienten, die glaubhaft berichten, daß beispielsweise die Kombination von Acetylsalicylsäure plus Paracetamol plus Coffein wirksamer ist als Monosubstanzen in ausreichender Dosierung. Diese Patienten können dann durchaus entsprechende Kombinationspräparate einnehmen, wenn sie auf die Gefahr eines medikamenteninduzierten Dauerkopfschmerzes bei zu häufigem Gebrauch hingewiesen werden. Eine sinnvolle Kombination ist die fixe Kombination von prokinetischen Antiemetika wie Metoclopramid mit Analgetika oder eine fixe Kombination von Metoclopramid und einem Mutterkornalkaloid. In der klinischen Erprobung finden sich fixe Kombinationen von Domperidon mit Analgetika und Mutterkornalkaloiden.

7.4 Unsinnige Therapie der Migräneattacke

Häufig angewandt und beliebt ist der Einsatz von Opioiden zur Behandlung akuter Migräneattacken. Opioide sind bei der Migräne nur mäßig gut wirksam, führen aber im Rahmen ihres Nebenwirkungsspektrums häufig zu Übelkeit und Erbrechen. Außerdem haben sie ein nicht unbeträchtliches Suchtpotential und insbesondere die Potenz, medikamenteninduzierte Dauerkopfschmerzen hervorzurufen. Viele frei verkäufliche analgetische Mischpräparate enthalten Kombinationen von zum Teil unwirksamen Substanzen oder Analgetika in zu niedriger Dosierung.

7.5 Nutzen/Risiko- und Nutzen/Kosten-Relation

Das beste Nutzen/Risiko- und Nutzen/Kosten-Verhältnis besteht für die Kombination von Antiemetika mit Analgetika. Mutterkornalkaloide haben ein geringes Risiko, bedingt durch ihre vasokonstriktorische Wirkung, sind aber sehr preisgünstig. Die Triptane haben ebenfalls wie die Mutterkornalkaloide vasokonstriktorische Eigenschaften, die in sehr seltenen Fällen (1:1.000.000) zu schwerwiegenden unerwünschten Ereignissen wie Myokardinfarkt,

Schlaganfall oder schwerwiegenden Herzrhythmusstörungen führen können. Hier ist das Nutzen/Kosten-Verhältnis sehr ungünstig.

7.6   Nicht-medikamentöse Therapie

Viele Migränepatienten wählen von sich aus einen abgedunkelten ruhigen Raum und versuchen zu schlafen. Eisbeutel sind häufig in der Lage, die Kopfschmerzen etwas zu lindern. Alle anderen nicht-medikamentösen Verfahren sind bei der Migräneattacke nicht wirksam.

7.7   Typische Fehler bei der Behandlung von Migräneattacken

- Mutterkornalkaloide und Triptane sind nur bei der Migräne und beim Cluster-Kopfschmerz wirksam. Hat der Patient einen Spannungskopfschmerz, sind sie unwirksam.
- Aus Angst vor Nebenwirkungen, berechtigt oder unberechtigt, nehmen viele Patienten eine zu geringe Dosis ihres Analgetikums oder Migränemittels ein. Dies erklärt dann auch, warum die Behandlung nicht wirksam ist.
- Bei vielen Patienten ist durch die gestörte Peristaltik keine ausreichend rasche Resorption der eingenommenen Analgetika oder Mutterkornalkaloide möglich. Dies kann durch Kombination mit Antiemetika bei vielen Patienten umgangen werden.
- Kommt es zum Wiederauftreten der Kopfschmerzen während einer Migräneattacke, können Patienten durchaus erneut die Kopfschmerzen behandeln. Kommt es aber mehr als zweimal zum Wiederauftreten, ist eine weitere Einnahme des entsprechenden Medikamentes, insbesondere wenn es sich um ein Triptan handelt, nicht indiziert, da der Patient sonst die Migräneattacke vor sich herschiebt.
- Zu häufige Einnahme von Analgetika, Mischanalgetika, Mutterkornalkaloiden oder Triptanen kann zu einem medikamenteninduzierten Dauerkopfschmerz führen. Deshalb müssen strikt

die kumulativen Dosen pro Attacke und pro Monat beachtet werden.

- Unter den frei verkäuflichen Kopfschmerzmitteln befinden sich viele Präparate mit pharmakologisch unsinniger Zusammensetzung oder zu niedrigen Dosierungen der entsprechenden Analgetika. Dies erklärt dann auch, warum diese Medikamente häufig nicht oder nicht ausreichend wirksam sind.

8 Prophylaxe

8.1 Indikation zur Prophylaxe

Patienten mit sehr häufigen und schweren Migräneattacken sollten eine Prophylaxe erhalten. Dies dient nicht nur der Reduktion der Schwere und Häufigkeit der Attacken, sondern hilft auch, einen medikamenteninduzierten Dauerkopfschmerz zu vermeiden.

Die Prophylaxe ist indiziert bei (Diener et al. 1997)
- drei und mehr Migräneattacken pro Monat,
- Attacken, die regelmäßig länger als 48 Stunden andauern,
- intolerabler unerträglicher Schmerzintensität.

Selbst durch die beste Prophylaxe ist es nicht möglich, die Migräne zu beseitigen. In der Regel ist davon auszugehen, daß Substanzen der ersten Wahl zu einer 50%igen Reduktion der Häufigkeit der Migräneattacken führen. Es ist sehr viel schwerer, die Intensität der Migräneattacken medikamentös zu beeinflussen.

Wichtig ist es, dem Patienten mitzuteilen, daß der prophylaktische Effekt bei den meisten Substanzen langsam einsetzt. Demgegenüber sind die Nebenwirkungen der meisten Prophylaktika am Anfang ausgeprägt und nehmen im Laufe der Zeit ab.

Eine medikamentöse Prophylaxe sollte über einen Zeitraum von 9–12 Monaten durchgeführt werden, wenn sie wirksam ist. Dann kann eine Therapiepause eingelegt werden, um zu evaluieren, ob eine Prophylaxe überhaupt noch notwendig ist. Die Migräne hat einen außerordentlich schwankenden Spontanverlauf, so daß es auch ohne medikamentöse Prophylaxe zu längeren Phasen mit einer geringen Anfallsfrequenz kommen kann.

Migräneprophylaktika der ersten Wahl sind die ß-Adrenozeptorenblocker Metoprolol und Propranolol und der Calciumantagonist Flunarizin.

Migräneprophylaktika der zweiten Wahl, die entweder durch Studien weniger gut belegt oder mit mehr Nebenwirkungen einhergehen, sind Valproinsäure, Cyclandelat, Acetylsalicylsäure und die nicht-steroidalen Antirheumatika.

Substanzen der dritten Wahl sind die Serotoninantagonisten Pizotifen, Lisurid und Methysergid, Magnesium, Amitriptylin und Dihydroergotamin.

8.2   ß-Adrenozeptorenblocker (Betablocker)

Am besten untersucht ist die Wirkung der ß-Adrenozeptorenblokker Metoprolol und Propranolol (Diener und Limmroth 1994, Havanka-Kanniainen et al. 1988, Holroyd et al. 1991, Welch 1993). Metoprolol ist ein selektiver $ß_1$-Adrenozeptorenblocker. Es wird rasch resorbiert und hat in nicht-retardierter Form eine Halbwertszeit von 3–5 Stunden. Die Metaboliten werden renal ausgeschieden. Propranolol ist ein lipophiler ß-Adrenozeptorenblocker ohne Kardioselektivität. Bedingt durch einen ausgeprägten First-pass-Effekt, beträgt die absolute systemische Verfügbarkeit ca. 30%. Für beide Betablocker gibt es keinen Zusammenhang zwischen Serumspiegeln und klinischer Wirksamkeit in der Migräneprophylaxe.

Die Initialdosis von Metoprolol liegt bei 25 mg am Tag, dann wird die Dosis langsam angehoben, wobei die Enddosis bei Frauen 3x50 mg Metoprolol und bei Männern 200 mg Metoprolol retard beträgt.

Die Initialdosis von Propranolol beträgt 10–20 mg, dann wird die Dosis im Abstand von 5 Tagen langsam erhöht, bis sie 120 mg bei Frauen und 160 mg bei Männern erreicht hat. Anschließend kann auf eine retardierte Form umgestellt werden.

Die wichtigsten Nebenwirkungen sind eine orthostatische Dysregulation mit Schwarzwerden vor den Augen und Schwindel beim Aufrichten, Schlafstörungen entweder in Form von Einschlafstörungen oder von Alpträumen. Seltener kommt es zu Muskelkrämpfen, einem Kältegefühl im Bereich der Extremitäten, Magen-Darmstörungen und zu einem verminderten Tränenfluß. Noch seltener kann es zum Wiederauftreten einer depressiven Phase bei vorbestehender Depression kommen (Verspeelt et al. 1996). Gelegentlich treten Potenzstörungen auf.

Kontraindikationen sind Herzinsuffizienz, Asthma bronchiale, Reizleitungsstörungen mit atrioventrikulärem Block II. und III. Grades, insulinpflichtiger Diabetes mellitus, Psoriasis und Nebennierentumoren.

Durch die Anamnese sollte bereits geklärt werden, welche Patienten sich für eine Prophylaxe mit ß-Rezeptorenblockern eignen. Dies sind Menschen, die zu Nervosität und Angst neigen, oder Patienten mit einem essentiellen Tremor, einer erblichen Form eines hochfrequenten Halte- und Aktionstremors.

Wird die Prophylaxe mit ß-Adrenozeptorenblockern beendet, sollen sie langsam ausgeschlichen werden. Beim abrupten Absetzen kann es zu Entzugserscheinungen mit ausgeprägter Tachykardie und Angstgefühlen kommen.

8.3   Flunarizin

Flunarizin wirkt in der Migräneprophylaxe wahrscheinlich nicht als Calciumantagonist, sondern über seine Affinität zu Dopamin- und Serotoninrezeptoren. Reine Calciumantagonisten wie Nifedipin und Nimodipin sind in der Migräneprophylaxe nicht wirksam (Scholz et al. 1987, Migraine-Nimodipine European Study Group 1989). Die Wirksamkeit von Flunarizin ist wie die der ß-Adrenozeptorenblocker gut belegt. Es gibt genügend Placebo-kontrollierte Studien und Vergleichsstudien zu anderen Prophylaktika (Diener und Limmroth 1994, Gawel et al. 1992).

Die Dosis für Männer beträgt 10 mg zur Nacht, die meisten Frauen haben eine ausreichende prophylaktische Wirkung bei 5 mg zur Nacht oder 5 mg jede zweite Nacht.

Flunarizin wird rasch resorbiert. Die Plasmaspiegel sind sehr variabel. Nach 5–6 Wochen wird ein steady-state erreicht. Bedingt durch die lange Eliminationshalbwertszeit von 18 Tagen kann die

Tabelle 10. Migräneprophylaktika der 1. Wahl

Substanzen	Dosis	Nebenwirkungen	Kontraindikationen
A Metoprolol (Beloc®), Propranolol (Dociton®)	50–200 mg 40–240 mg	*H*: Müdigkeit, arterielle Hypotonie, *G*: Schlafstörungen, Schwindel *S*: Hypoglykämie, Broncho-spasmus, Bradykardie, Magen-Darmbeschwerden	*A*: AV-Block, Bradykardie, Herz-insuffizienz, Sick-Sinus-Syndrom, Asthma bronchiale *R*: Diabetes mellitus, orthostatische Dysregulation
A Flunarizin (Sibelium®)	5 mg Frauen, 10 mg Männer	*H*: Müdigkeit, Gewichtszunahme, *G*: gastro-intestinale Beschwerden, Depression *S*: Hyperkinesen, Tremor, Parkinsonoid	*A*: fokale Dystonie, Schwangerschaft, Stillzeit *R*: M. Parkinson in der Familie

A = Therapieempfehlung stützt sich auf mehrere Placebo-kontrollierte Studien oder eine Meta-Analyse; Nebenwirkungen geliedert in *H*: häufig, *G*: gelegentlich, *S*: selten; Kontraindikationen gegliedert in *A*: absolut, *R*: relativ

Substanz problemlos abrupt abgesetzt werden. Auch muß die Dosis nicht initial langsam gesteigert werden.

Typische Nebenwirkungen von Flunarizin sind Müdigkeit, Benommenheit, Gewichtszunahme vor allem bei Frauen und selten gastrointestinale Beschwerden, Tremor oder Galaktorrhoe. Bei vorbestehenden Depressionen oder einer Neigung zu endogenen Depressionen können depressive Phasen ausgelöst werden (Verspeelt et al. 1996). Dann muß Flunarizin sofort abgesetzt werden. Sehr selten kann es zu einem Parkinsonoid mit Hypokinese, axialer Apraxie und Tremor kommen.

Kontraindikationen sind Depressionen, M. Parkinson, fokale Dystonien, Schwangerschaft und Stillzeit.

Flunarizin eignet sich besonders für Patientinnen und Patienten, die unter Schlafstörungen leiden (nach der Einnahme bewirkt es

Müdigkeit). Es ist nicht geeignet bei Patienten, die primär übergewichtig sind oder unter dauernder Müdigkeit leiden.

In seltenen Einzelfällen wurde bei älteren Menschen ein Parkinsonoid beobachtet. Treten solche Symptome im Sinne einer Bewegungsverarmung, eines erhöhten Muskeltonus oder Zitterns der Hände auf, muß die Substanz sofort abgesetzt werden.

8.4   Valproinsäure

Valproinsäure (z. B. Ergenyl®) ist ein bekanntes Antiepileptikum, das über das GABA-System wirkt. Nach oraler Gabe wird Valproinsäure rasch resorbiert. Die Plasmahalbwertszeit liegt bei 12–16 Stunden.

Valproinsäure hat auch eine migräneprophylaktische Wirkung (Mathew et al. 1995, Silberstein 1996). Dosisfindungsstudien haben gezeigt, daß Tagesdosen zwischen 500 und 600 mg ausreichend wirksam sind (Klapper on behalf of the Divalproex Sodium in Migraine Prophylaxis Study Group 1997). Die Behandlung wird mit einer Tagesdosis von 150 mg begonnen, dann wird die Dosis alle 3–5 Tage um 150 mg erhöht, bis eine Enddosis von 2x300 mg retard erreicht ist. Am Ende einer Behandlungsperiode sollte Valproinsäure (z. B. Ergenyl® Chrono) nicht abrupt abgesetzt, sondern ausgeschlichen werden. Es gibt keinen Bezug zwischen Serumspiegeln und Wirksamkeit.

Häufige Nebenwirkungen sind insbesondere zu Beginn Schwindelgefühl und Müdigkeit. Gelegentlich kann es zu Hautausschlag, Gewichtszunahme, Tremor und Haarausfall kommen, sehr selten zu Leberfunktionsstörungen, einer Thrombozytopenie oder zu Hautreaktionen.

Kontraindikationen sind Schwangerschaft und Stillzeit sowie Leberfunktionsstörungen. Da Valproinsäure zu Neuralrohrdefekten führen kann, darf es nur bei Frauen eingesetzt werden, die eine Schwangerschaftsverhütung betreiben. Weitere Kontraindikationen sind eine Porphyrie und ein Lupus erythematodes.

8.5   Cyclandelat

Cyclandelat (Natil®) wurde ursprünglich für Hirnleistungsstörungen entwickelt. Dann wurde zufällig seine migräneprophylaktische Wirkung entdeckt (Mastrosimone et al. 1992). In klinischen Studien hatte Cyclandelat eine ähnliche Wirksamkeit wie Propranolol (Schellenberg et al. 1994, Diener et al. 1996). Die Tagesdosis liegt bei 3–4x400 mg. Da Cyclandelat fast keine Nebenwirkungen aufweist, kann es von Beginn an in der vollen Dosis gegeben werden. Am Ende einer Behandlungsperiode kann es auch abrupt abgesetzt werden.

Gelegentliche Nebenwirkungen umfassen Müdigkeit und Schwindel. Sehr selten treten Exantheme, Parästhesien oder Übelkeit auf. Die einzige absolute Kontraindikation ist ein Zustand nach akutem Schlaganfall.

8.6   Pizotifen

Pizotifen (Sandomigran®) ist ein Serotonin-5-HT$_2$-Antagonist. Die Substanz ist weniger wirksam als die bisher aufgeführten Pharmaka (Peatfield et al. 1986). Pizotifen hat darüber hinaus viele Nebenwirkungen. Die Anfangsdosis beträgt 0,5 mg. Dann wird die Dosis 1x pro Woche um 0,5 mg erhöht, bis 3x0,5 mg als Tagesdosis erreicht sind. Die Gesamttagesdosis von 1,5 mg kann auch abends vor dem Einschlafen eingenommen werden.

Nebenwirkungen umfassen Gewichtszunahme, vermehrtes Hungergefühl und Müdigkeit. Gelegentlich kommt es zu Mundtrokkenheit, Schwindel und Verstopfung.

Kontraindikationen sind Glaukom, Prostatahypertrophie, koronare Herzerkrankung, Schwangerschaft und Stillzeit.

8.7   Methysergid

Methysergid (Deseril® retard) ist das älteste Migräneprophylaktikum. Die Initialdosis beträgt 0,5 mg. Die Dosis wird dann alle 3–5

Tabelle 11. Substanzen zur Migräneprophylaxe der 2. Wahl

Substanzen (Beispiel)	Dosis	Nebenwirkungen	Kontraindikationen
Cyclandelat (Natil®) B	1200–1600 mg	G: Müdigkeit	A: akuter Schlaganfall
Valproinsäure (Ergenyl® chrono) B	500–600 mg	H: Müdigkeit, Schwindel, G: Hautausschlag, Haarausfall, Gewichtszunahme, S: Leberfunktionsstörungen	A: Leberfunktionsstörungen, Schwangerschaft (Neuralrohrdefekt)
Pizotifen (Sandomigran®) C	1–3 mg	H: Müdigkeit, Gewichtszunahme Hunger G: Mundtrockenheit, Obstipation	A: Glaukom, Prostatahypertrophie, R: KHK
Lisurid (Cuvalit®) B	3x0,025 mg	G: Müdigkeit, Übelkeit, Schwindel, S: Muskelschwäche	A: Schwangerschaft, KHK, AVK
Dihydroergotamin (DHE®) C	1,5–6 mg	H: Übelkeit, Parästhesien, G: Kopfschmerzen, Durchfall, Schwindel, S: Ergotismus	A: Schwangerschaft, Hypertonie, KHK, AVK
Magnesium B	2x300 mg	H: Durchfall	keine
Acetylsalicylsäure (Aspirin®) B	300 mg	G: Magenschmerzen	A: Ulcus, Blutungsneigung R: Asthma bronchiale
Naproxen (Proxen®) B	2x250 mg 2x500 mg	H: Magenschmerzen	A: Ulcus, Blutungsneigung, R: Asthma bronchiale

B = Therapieempfehlung stützt sich auf mindestens eine randomisierte Placebo-kontrollierte Studie mit ausreichender Patientenzahl; C = empirische Therapieempfehlung ohne sicheren wissenschaftlichen Beweis; Nebenwirkungen gegliedert in H: häufig, G: gelegentlich; S: selten, Kontraindikationen gegliedert in A: absolut, R: relativ; KHK = koronare Herzkrankheit; AVK = arterielle Verschlußkrankheit

Tage erhöht bis zu durchschnittlich 4x0,5 mg. Die Maximaldosis beträgt 2x2 mg. Methysergid ist ebenfalls ein Serotoninantagonist und hat dieselben Nebenwirkungen wie Pizotifen. In einer Häufigkeit von 1:15.000 bis 1:20.000 kann es jenseits des 6. Behandlungsmonats zu einer Retroperitoneal- oder Lungenfibrose kommen. Daher muß die Behandlung nach jeweils 6 Monaten für einen Zeitraum von 2–3 Monaten unterbrochen werden.

8.8   Lisurid

Lisurid (Cuvalit®) ist ein Serotoninantagonist und hat agonistische Wirkung am Dopaminrezeptor. Die Wirksamkeit von Lisurid in der Migräneprophylaxe ist durch zwei Placebo-kontrollierte Studien belegt (Horowski 1983). Im klinischen Alltag ist die Wirkung allerdings nicht sehr überzeugend.

Die Anfangsdosis beträgt 0,025 mg/d. Die Enddosis liegt bei 3x0,025 mg Lisurid.

Nebenwirkungen umfassen Übelkeit, Schwindel und Müdigkeit sowie selten Muskelkrämpfe und Muskelschwäche. Kontraindikationen sind Gravidität, Stillzeit, koronare Herzerkrankung und arterielle Verschlußkrankheit der Beine.

8.9   Nicht-steroidale Antirheumatika und Acetylsalicylsäure

In den Vereinigten Staaten, in denen die meisten anderen Migräneprophylaktika nicht zur Verfügung stehen, werden sehr häufig nicht-steroidale Antirheumatika, bevorzugt Naproxen, zur Migräneprophylaxe eingesetzt (Pfaffenrath und Scherzer 1995, Sargent et al. 1985, Welch 1993). Wahrscheinlich sind alle nicht-steroidalen Antirheumatika prophylaktisch wirksam. Nicht geeignet ist Indometacin, da es bereits nach kurzer Zeit medikamenteninduzierte Dauerkopfschmerzen auslösen kann.

Die übliche Tagesdosis zur Migräneprophylaxe liegt bei Naproxen zwischen 250 und 500 mg am Tag. Nebenwirkungen sind Magenschmerzen und Blutungskomplikationen. Die Kontraindikationen umfassen frühere oder aktuelle Magen- und Darmgeschwüre, Asthma bronchiale und eine erhöhte Blutungsneigung.

Acetylsalicylsäure (ASS, Aspirin®) hat in mehreren prospektiven Placebo-kontrollierten Studien seine Wirksamkeit in der Migräneprophylaxe gezeigt. In einer großen amerikanischen Präventionsstudie zur Verhinderung des Myokardinfarkts an Ärzten (Physicians Health Study) wurde Acetylsalicylsäure mit Placebo verglichen (Buring et al. 1990). Als Nebeneffekt stellte sich heraus, daß Ärzte, die unter Migräne litten, bei Einnahme von ASS signifikant weniger Migräneattacken hatten.

In einer weiteren Vergleichsstudie wurden 300 mg ASS mit einem β-Adrenozeptorenblocker verglichen. Hier war ASS etwas weniger wirksam als der β-Adrenozeptorenblocker (Erfolgsquote 45% versus 60% bei dem β-Adrenozeptorenblocker), dafür kam es kaum zu Nebenwirkungen.

Für Acetylsalicylsäure gelten dieselben Nebenwirkungen und Kontraindikationen wie für die nicht-steroidalen Antirheumatika.

8.10   Magnesium

Die Wirkung von Magnesium ist bisher wissenschaftlich nicht ausreichend belegt. Es gibt zwei große Placebo-kontrollierte Studien aus Deutschland, bei denen Tagesdosen von 2x300 mg Magnesium verwendet wurden. Eine Studie zeigte eine signifikante Reduktion der Häufigkeit der Migräneattacken (Peikert et al. 1996), die andere Studie nicht (Pfaffenrath et al. 1996).

Patienten, die eine "naturnahe" Behandlung wünschen, können durchaus einen Therapieversuch mit hochdosiertem Magnesium unternehmen. Die Dosis muß langsam gesteigert werden, bis die Patienten sich jeweils an die Hauptnebenwirkungen nämlich Durchfall gewöhnt haben. Kontraindikationen bestehen nicht.

8.11 Dihydroergotamin

Dihydroergotamin (DHE®) ist ein altes Migräneprophylaktikum. Die wirksame Dosis liegt zwischen 2–3 × 2 mg am Tag. Die Wirksamkeit ist etwas geringer als bei den β-Adrenozeptorenblockern und Flunarizin. Das Problem der Prophylaxe mit Dihydroergotamin ist, daß es bei einem Teil der Patienten nach 3–6 Monaten zu einem Ergotamin-induzierten Dauerkopfschmerz kommt. Dann muß die Prophylaxe beendet werden.

Nebenwirkungen sind zu Beginn der Einnahme Übelkeit und Parästhesien. Im weiteren Verlauf kann es sehr selten auch zu einem Ergotismus mit Schmerzen in den Beinen beim Gehen und Angina pectoris-ähnlichen Symptomen kommen. Kontraindikationen sind Schwangerschaft, Stillzeit, unzureichend behandelte Hypertonie, koronare Herzerkrankung und arterielle Verschlußkrankheit der Beine.

8.12 Amitriptylin

Trizyklische Antidepressiva sind ebenfalls – wenn auch gering – migräneprophylaktisch wirksam. Sie kommen bevorzugt dann zum Einsatz, wenn die Kombination einer Migräne mit einem chronischen Spannungskopfschmerz besteht oder wenn die Patienten neben ihrer Migräne unter einer Depression leiden. Am besten untersucht für diese Indikation ist Amitriptylin (Saroten retard®). Die initiale Dosis beträg 10–25 mg, die wirksame Dosis liegt zwischen 50 und 75 mg retard zur Nacht.

Trizyklische Antidepressiva haben eine Vielzahl von Nebenwirkungen, die allerdings meistens während der Behandlung langsam abklingen. Am Beginn der Behandlung sind typische unerwünschte Wirkungen Mundtrockenheit, Verstopfung, Störungen des Wechsels zwischen Nah- und Fernsehen, bei Männern gelegentlich Potenzstörungen. Weiterhin kann es zu Blutdruckanpassungsstörungen, Müdigkeit, Schwindel und Zittern der Hände kommen. Sehr selten sind Reizleitungsstörungen am Herzen oder Auslösung von epileptischen Anfällen bei Patienten mit vorbestehender Epilepsie. Extrem selten sind Blutbildveränderungen und Leberschäden.

Absolute Kontraindikationen sind Glaukom, Prostatahyperplasie, koronare Herzerkrankung, Herzrhythmusstörungen, AV-Block 2. und 3. Grades, Epilepsie und manifeste Psychosen. Relative Kontraindikationen sind Störungen der Leber- und Nierenfunktion, Schwangerschaft, Stillzeit und absolute Arrhythmie.

Wechselwirkungen

Die Wirkung zentral dämpfender Substanzen wie Benzodiazepine, Barbiturate, Alkohol oder anderer Antidepressiva wird verstärkt. Die Kombination mit MAO-Hemmern ist kontraindiziert.

8.13   Anwendung und häufige Fehler

8.13.1 Diagnose

Bei vielen Patienten stimmt die Diagnose nicht. So spricht ein Spannungskopfschmerz nicht auf Betablocker und Flunarizin an, ein Cluster-Kopfschmerz spricht nicht auf Betablocker an.

8.13.2 Falsche Dosis

Werden Migräneprophylaktika anfangs zu hoch dosiert, brechen die Patienten meist wegen Nebenwirkungen ab. Betablocker und Serotoninantagonisten müssen langsam einschleichend dosiert werden. Dies gilt auch für Magnesium (Nebenwirkung Durchfall). Von Anfang an in voller Dosis gegeben werden können Acetylsalicylsäure und Cyclandelat.

Aus Angst vor lang anhaltenden Nebenwirkungen benutzen auch viele Patienten eine zu niedrige Dosis. Eine Dauerbehandlung mit 50 mg Metoprolol oder 40 mg Propranolol wird meist keinen prophylaktischen Effekt ergeben.

8.13.3 Dauer der Behandlung

Frühestens nach 3 Monaten kann beurteilt werden, ob eine Migräneprophylaxe wirksam ist oder nicht. Dies kann am besten mit Hilfe eines Kopfschmerz-Tagesbuches erfaßt werden. Nach einer Behandlungsdauer von 9–12 Monaten sollte eine Therapiepause eingelegt werden, um den Spontanverlauf zu beobachten.

8.13.4 Nebenwirkungen

Migränepatienten sind empfindlicher als andere Menschen und haben daher auch häufiger Nebenwirkungen der verordneten Prophylaktika. Die Patienten müssen darauf aufmerksam gemacht werden.

8.13.5 Erwartungen des Patienten

Im Gegensatz zu Heilpraktikern können seriöse Migränetherapeuten dem Patienten keine Heilung der Migräne versprechen. Die Patienten müssen verstehen, daß mit einer optimalen Migräneprophylaxe lediglich eine Reduktion der Häufigkeit der Attacken möglich ist. Patienten müssen weiterhin darüber aufgeklärt werden, daß dieser Therapieeffekt langsam einsetzt.

8.13.6 Unwirksame Therapien

Leider werden immer noch eine Vielzahl von Substanzen eingesetzt, obwohl sie migräneprophylaktisch unwirksam sind. Dies sind u. a.

- andere Calciumantagonisten wie Nifedipin,
- Clonidin,
- Diphenylhydantoin, Carbamazepin,
- Indometacin,

- Nootropika,
- Medikamente zur Erhöhung des niedrigen Blutdrucks,
- Diuretika,
- Lithium,
- Neuroleptika,
- Reserpin und
- Sexualhormone.

Sowohl Clonidin (Dixarit®) wie Proxibarbal (Axen®) sind noch als Migräneprophylaktika zugelassen, obwohl sie nicht wirksam sind.

8.14   Migräneprophylaxe bei Kindern

Bei der kindlichen Migräne steht im Vordergrund die Verhaltenstherapie (siehe unten). Ist dies nicht ausreichend wirksam, kommen die β-Rezeptorenblocker zur Prophylaxe in Betracht. Metoprolol wird in einer Dosis von 1,5 mg/kg/KG und Propranolol in der Dosis von 2 mg/kg/KG angewandt. Spätestens nach 6 Monaten sollte die Therapie evaluiert und durch eine Therapiepause geklärt werden, ob die medikamentöse Prophylaxe auch notwendig ist. Werden Betablocker nicht toleriert, kommt Dihydroergotamin in einer Dosis von 1,5 mg/Tag zum Einsatz.

8.15   Migräneprophylaxe bei älteren Menschen

Jenseits des 65. Lebensjahres sind die Serotoninantagonisten kontraindiziert. Da es bei älteren Menschen unter Flunarizin zu einem Parkinsonoid kommen kann, sollte auch diese Substanz nicht gegeben werden. Sind eine koronare Herzerkrankung und Überleitungsstörungen des Herzens ausgeschlossen, kommen Betablokker, Cyclandelat oder Valproinsäure in Betracht.

8.16   Migräneprophylaxe in der Schwangerschaft

Bei den meisten Frauen bessert sich die Migräne während der Schwangerschaft. Ist trotzdem eine medikamentöse Prophylaxe notwendig, kann diese mit Beta-Rezeptorenblockern durchgeführt werden. Alle anderen Migräneprophylaktika wie Flunarizin, Cyclandelat, Serotoninantagonisten, ASS und Valproinsäure sind während der Schwangerschaft kontraindiziert. Dies gilt auch für die Stillzeit.

8.17   Prophylaxe der menstruellen Migräne

Unter einer menstruellen Migräne versteht man Migräneattacken, die fast ausschließlich oder ausschließlich zwei Tage vor, während oder bis zu 2 Tagen nach der Periodenblutung auftreten.

Zur Prophylaxe werden nicht-steroidale Antirheumatika, beispielsweise 2 × 500 mg Naproxen, ab 3 Tage vor der Periode eingesetzt. Dies hat den Vorteil, daß nicht mehr während des gesamten 28 Tage-Zeitraums eine medikamentöse Prophylaxe erfolgen muß.

Alternativ dazu kann mit dem behandelnden Gynäkologen besprochen werden, ob bei Einnahme der Pille diese kontinuierlich genommen werden kann.

Gelegentlich wirksam ist die Applikation eines Östrogen-Pflasters (z. B. Estraderm® TTS) in der Pillenpause oder während der Periode.

In einer offenen, nicht Placebo-kontrollierten Studie war Bromocriptin (Pravidel®) in einer Höchstdosis von 3x2,5 mg am Tag bei der menstruellen Migräne prophylaktisch wirksam.

8.18   Selbstmedikation

Für die Migräneprophylaxe stehen im Rahmen der Selbstmedikation Acetylsalicylsäure und Magnesium zur Verfügung. Da Acetylsalicylsäure bei länger dauernder Einnahme zu lebensbedrohlichen Blutungen führen kann (wenn auch selten), sollte die längerfristige

Einnahme zunächst mit einem Arzt geklärt werden. Alle anderen Migräneprophylaktika sind verschreibungspflichtig.

8.19 Kriterien der Arzneimittelauswahl

Migräneprophylaktika sollten möglichst so ausgewählt werden, daß potentielle Nebenwirkungen antizipiert werden. Häufig gelingt es auch, eine gleichzeitig bestehende Problematik mitzubehandeln. Patienten mit bereits bestehender Hypertonie sollten bevorzugt mit Betablockern behandelt werden. Patienten mit Schlafstörungen sprechen besonders gut auf Flunarizin an. Patienten, bei denen gleichzeitig zur Migräne eine Epilepsie besteht, sollten bevorzugt Valproinsäure erhalten. Durch ein Voraussehen möglicher Nebenwirkungen wird die Compliance verbessert. Deshalb sollten Betablocker bei Patienten mit orthostatischer Dysregulation, Flunarizin bei Patienten mit Übergewicht, beide Substanzen bei Patienten mit vorbestehenden Depressionen und Magnesium bei Patienten mit Durchfall nicht gegeben werden.

8.20 Monotherapie versus Kombinationstherapie

Eine Migräneprophylaxe sollte grundsätzlich in Form einer Monotherapie durchgeführt werden. Wenn diese nicht ausreichend wirksam ist, sollten die Patienten zu einem Kopfschmerz-Spezialisten überwiesen werden. Von diesen werden gelegentlich über begrenzte Zeiträume Medikamenten-Kombinationen wie die Kombination von Betablockern mit Flunarizin oder Cyclandelat eingesetzt. Für die Kombinationstherapie muß der entsprechende Therapeut allerdings über umfassende Erfahrungen verfügen.

8.21 Nutzen/Risiko- und Nutzen/Kosten-Analyse

Vom Nutzen/Risiko-Verhältnis her gesehen ist Cyclandelat am besten geeignet, da es fast keine Nebenwirkungen und keine Kon-

traindikationen hat. Ebenfalls gut geeignet sind die β-Adrenozeptorenblocker. Ein schlechtes Nutzen/Risiko-Verhältnis hat Valproinsäure. Deshalb sollte diese Substanz bevorzugt von Neurologen, Nervenärzten und Schmerztherapeuten eingesetzt werden.

Die preiswerteste Prophylaxe kann mit Acetylsalicylsäure durchgeführt werden. Berechnet man die Therapiekosten pro Monat,
folgen an zweiter Stelle die Betablocker, dann Lisurid, Magnesium
und Flunarizin. Die höchsten Behandlungskosten entstehen durch
Cyclandelat und Pizotifen. Einzelheiten können der Tabelle 12 entnommen werden.

Tabelle 12. Kosten der Migräneprophylaxe (Diener 1997) Dargestellt wird hier eine Migräneprophylaxe mit einer Monosubstanz, wobei von 30 Behandlungstagen pro Monat ausgegangen wird. Genannt werden ein gängiges Markenpräperat (A), der Umsatzführer in diesem
Segment (Arzneiverordnungsreport 1996) (B) und ein Generikum (C).

Substanz/ Anwendung	Handels- präparat	Tages- dosis (mg)	Monatspreis (DM)
Metoprolol/Tbl.			
Frau	Beloc mite (A,B)	3 × 50	89,20
Mann	Beloc Duriles (A,B)	200 ret.	38,54
	Metoprolol Wolff (C)	200 ret.	22,78
Propranolol/Tbl.			
Frau	Dociton (A)	3 × 40	35,35
Mann	Dociton ret.	160	24,20
	Propranolol Gry (C)	3x40	22,71
Flunarizin/Kps.			
Frau	Sibelium	5	30,87
Mann	Sibelium	10	61,74
Cyclandelat/Kps.	Natil	4 × 400	117,42
Valproinsäure/Tbl.	Ergenyl retard (A,B)	300	15,73
Naproxen/Tbl.	Proxen S (A,B)	500	46,22
ASS	Aspirin protect (A)	300	5,73
Pizotifen	Sandomigran (A)	4 × 0,5	66,07
Lisurid	Cuvalit (A)	3 × 0,025	33,03
Magnesium	Magnesium Diasporal N300	2 × 300	35,77

Literatur

Arzneiverordnungsreport (1996). Schwabe/Pfaffrath (Hrsg.), Georg Fischer Verlag

Buring JE, Peto R, Hennekens CH (1990) Low-dose aspirin for migraine prophylaxis. JAMA 264:1711–1713

Diener HC, Brune K, Gerber W-D, Göbel H, Pfaffenrath V (1997) Behandlung der Migräneattacke und Migräneprophylaxe. Dtsch Ärztebl 94:A3092–A3102

Diener HC, Föh M, Iaccarino C, Wessely P, Isler HR, Strenge H, Fischer M, Wedekind W, Taneri Z (1996) Cyclandelate in the prophylaxis of migraine: A randomized, parallel, double-blind study in comparison with placebo and propranolol. Cephalalgia 16:441–447

Diener HC, Limmroth V (1994) The treatment of migraine. Rev Contemp Pharmacother 5:271–284

Gawel MJ, Kreeft J, Nelson RF, Simard D, Arnott WS (1992) Comparison of the efficacy and safety of flunarizine to propranolol in the prophylaxis of migraine. Can J Neurol Sci 19:340–345

Havanka-Kanniainen H, Hokkanen E, Myllylä VV (1988) Long acting propranolol in the prophylaxis of migraine. Comparison of the daily doses of 80 mg and 160 mg. Headache 28:607–611

Holroyd KA, Penzien DB, Cordingley GE (1991) Propranolol in the management of recurrent migraine: a meta-analytic review. Headache 31:333–340

Horowski R (1983) Pharmacological effects of lisuride and their potential role in further research. In: Calne DB, Horowski R, McDonald RJWW (Hrsg.) Lisuride and Other Dopamine Agonists. Raven Press, New York, 127–139

Klapper J, on behalf of the Divalproex Sodium in Migraine Prophylaxis Study Group (1997) Divalproex sodium in migraine prophylaxis: a dose-controlled study. Cephalalgia 17:103–108

Mastrosimone F, Iaccarino C, de Caterina G (1992) Efficacy and tolerance of cyclandelate versus pizotifen in the prophylaxis of migraine. J Med 23:1–11

Mathew NT, Saper JR, Silberstein SD, Rankin L, Markley HG, Solomon S, Rapoport AM, Silber CJ, Deaton RL (1995) Migraine prophylaxis with divalproex. Arch Neurol 52:281–286

Migraine-Nimodipine European Study Group M (1989) European multicenter trial of nimodipine in the prophylaxis of common migraine (migraine without aura). Headache 29:633–638

Peatfield RC, Fozard JR, Rose CF (1986) Drug treatment of migraine. In: Clifford Rose F (Hrsg.) Handbook of Clinical Neurology, Vol. 4 (48): Headache. Elsevier Science Publishers B.V., Amsterdam, 173–217

Peikert A, Wilimzig C, Köhne-Volland R (1996) Prophylaxis of migraine with oral magnesium: results from a prospective, multi-center, placebo-controlled and double-blind randomized study. Cephalalgia 16:257–263

Pfaffenrath V, Scherzer S (1995) Analgesics and NSAIDs in the treatment of the acute migraine attack. Cephalalgia S15:14–20

Pfaffenrath V, Wessely P, Meyer C, Isler HR, Evers S, Grotemeyer KH, Taneri Z, Soyka D, Göbel H, Fischer M (1996) Magnesium in the prophylaxis of migraine – a double-blind, placebo-controlled study. Cephalalgia 16:436–440

Sargent J, Solbach P, Damasio H, Baumel B, Corbett J, Eisner L, Jessen B, Kudrow L, Mathew N, Medina J, Saper J, Vijayan N, Watson C, Alger J (1985) A comparison of naproxen sodium to propranolol hydrochloride and a placebo control for the prophylaxis of migraine headache. Headache 25:320–324

Schellenberg R, Bölsche F, Schwarz A, Thom M, Gerber WD, Niederberger U, Soyka D, Wedekind W (1994) Cyclandelate versus propranolol. Clinical and neurophysiological control of therapeutic efficacy in prophylaxis of migraine. Results of a double blind study. In: Clifford Rose F (Hrsg.) New Advances in Headache Research Vol 4. Smith-Gordon, London, 141–148

Scholz E, Gerber WD, Diener HC, Langohr HD, Reinecke M (1987) Dihydroergotamine versus flunarizine versus nifedipine versus metoprolol versus propranolol in migraine prophylaxis. A comparative study based on time series analysis. In: Clifford Rose F (Hrsg.) Advances in Headache Research. John Libey & Co, London, 135–145

Silberstein SD (1996) Divalproex sodium in headache: Literature review and clinical guidelines. Headache 36:547–555

Verspeelt J, De Locht P, Amery WK (1996) Post-marketing cohort study comparing the safety and efficacy of flunarizine and propranolol in the prophylaxis of migraine. Cephalalgia 16: 328–336

Welch KMA (1993) Drug therapy of migraine. New Engl J Med 329:14761482

9 Nicht-medikamentöse Therapie

9.1 Kontrolle von auslösenden Faktoren

Eine genaue Erhebung der Vorgeschichte zeigt, daß viele Patienten auslösende Faktoren identifizieren können. Diese können auch beeinflußt werden. Hier sollten die folgenden Ratschläge gegeben werden:

Die Patienten sollten versuchen, Streß zu vermeiden oder spezielle Streßbewältigungsstrategien zu erlernen.

Patienten, die Kaffee trinken, sollten versuchen, auch am Wochenende das Ausmaß des Coffeinkonsums gleichzuhalten.

Die meisten Patienten wissen bereits, daß sie Alkohol in größeren Mengen vermeiden sollten.

Der Schlaf-Wach-Rhythmus sollte möglichst beibehalten werden, so daß die Patienten angehalten werden sollten, am Wochenende zur selben Zeit aufzustehen wie unter der Woche und Reisen so zu planen, daß sie sich langsam auf die Zeitverschiebung vorbereiten.

9.2 Sport

Viele Patienten berichten über eine gute migräneprophylaktische Wirkung von Ausdauersportarten wie Langlauf, Dauerlauf, Joggen, Radfahren und Schwimmen. Dies ist durch klinische Studien allerdings nicht sehr gut belegt. Kampfsportarten sind weniger gut geeignet für eine Migräneprophylaxe.

9.3 Entspannungsverfahren

Wissenschaftlich am besten belegt ist die migräneprophylaktische Wirkung der Progressiven Muskelrelaxation nach Jacobson. Es handelt sich hier um ein verhaltenstherapeutisches Verfahren, das in den 30er Jahren entwickelt wurde. Die Patienten lernen dabei in Gruppen- oder Individualsitzungen einzelne Muskelgruppen, insbesondere des Kopf- und Nackenbereiches, anzuspannen und wieder loszulassen. Die eigentlichen Übungen nehmen etwa 15 min in Anspruch und können zwei- bis dreimal am Tag durchgeführt werden. Vorteil gegenüber dem Autogenen Training, das deutlich weniger wirksam ist, ist die Tatsache, daß die Übungen auch im Auto, am Arbeitsplatz oder beim Fernsehen durchgeführt werden können.

9.4 Biofeedback-Behandlung

Bei diesen Methoden werden biologische Signale in visuelle Signale oder hörbare Signale umgesetzt und damit dem Patienten bewußt. Er soll auf diese Art lernen, entweder die Gefäßweite der Blutgefäße in der Kopfhaut oder den Muskeltonus willkürlich zu beeinflussen. Die Wirksamkeit der Biofeedback-Behandlung ist wissenschaftlich belegt. Die Behandlung ist allerdings außerordentlich zeitaufwendig und benötigt bis zu 20 Therapiestunden. Darüber hinaus ist der apparative Aufwand beträchtlich und die Zahl der Therapeuten sehr limitiert.

9.5 Streßbewältigungstraining

Auch hier handelt es sich um ein verhaltenstherapeutisches Verfahren, bei dem die Betroffenen lernen, Streß im Alltag und Beruf zu identifizieren und Strategien zu entwickeln, mit denen sie Streß vermeiden können. Diese Therapie wird von Verhaltenspsychologen entweder als Einzeltherapie oder als Gruppentherapie angeboten.

9.6   Homöopathie

Homöopathie ist sehr beliebt bei der Behandlung der Migräne. Zwei große Placebo-kontrollierte Studien in Deutschland und England haben allerdings eindeutig belegt, daß die Wirkung der Homöopathie nicht über den Placeboeffekt hinausgeht. Daher kann diese Behandlung nicht empfohlen werden.

9.7   Akupunktur

Die wenigen adäquat kontrollierten Studien zur Akupunktur belegen eine um etwa 10% bessere Wirkung als Placebo. Die meisten Patienten berichten auch, daß die Wirkung nicht länger als 3 Monate anhält, die Migräne dann in alter Häufigkeit und Schwere wieder auftritt. Bei einer zweiten und dritten Behandlungsserie ist Akupunktur meist deutlich weniger oder nicht mehr wirksam. Akupunktur kann also durchaus eingesetzt werden, wenn beispielsweise eine medikamentöse Prophylaxe geplant ist, um den Zeitraum bis zum Wirkungseintritt der Medikamente zu überbrücken.

9.8   Unwirksame Therapie

Es gibt darüber hinaus eine Vielzahl anderer angebotener Therapien, die alle unwirksam sind. Die meisten dieser Therapie zeichnen sich zusätzlich dadurch aus, daß sie teuer sind und von den Krankenkassen nicht bezahlt werden. Unter anderem unwirksam sind Krankengymnastik, Massagen, Fußreflexzonenmassage, Bioresonanztherapie, Magnetstrombehandlung, Manualtherapie und chiropraktische Behandlung der Halswirbelsäule, Ozontherapie, Blutwäsche, Neuraltherapie, Ziehen von Zähnen, Entfernen von Amalgamfüllungen, Applikation von Thymusextrakt und Injektionen in den Nacken oder in die Kopfhaut.

Unwirksam sind auch die klassischen psychoanalytischen Verfahren.

10 Betreuung des Patienten

Etwa 50% aller Patienten können ihre Migräne mit frei verkäuflichen Analgetika behandeln. Hier ist in der Regel der Apotheker als Berater gefragt. Sprechen die Patienten nicht mehr ausreichend auf Analgetika an, sollten sie gebeten werden, den Hausarzt aufzusuchen. Niedergelassene praktische Ärzte und Internisten sollten bevorzugt konsultiert werden, da sie mit weniger diagnostischen und therapeutischen Vorurteilen an Migränepatienten herantreten als andere Fachgruppen. Hat der Apotheker den Eindruck, daß sich ein medikamenteninduzierter Dauerkopfschmerz entwickelt, sollten die Patienten zu einem in der Behandlung dieses Zustands erfahrenen Neurologen, Nervenarzt oder Schmerztherapeuten überwiesen werden.

Die meisten der übrigen Patienten mit Migräne können zuverlässig und gut vom Hausarzt behandelt werden, wenn dieser über Basiskenntnisse in der Migränetherapie und der Migräneprophylaxe verfügt. Kommt dieser mit seinen therapeutischen Ansätzen nicht zurecht, sollten die Patienten zu einem in der Kopfschmerz-Therapie erfahrenen Neurologen oder Schmerztherapeuten überwiesen werden. Sehr schwierige Patienten können auch in die Schmerzambulanzen überregionaler Krankenhäuser und der Universitätskliniken überwiesen werden.

Die Patienten sollten sehr frühzeitig am besten durch sinnvolle Patienten-Ratgeber (siehe unten) auf unwirksame Therapien aufmerksam gemacht werden, um ihnen so Frustration und unnötigen Kapitaleinsatz zu ersparen.

11   Weiterführende Literatur

Bücher

Brandt T, Caplan LR, Dichgans J, Diener HC, Kennard C (Hrsg) (1996) Neurological disorders: Course and treatment. Academic Press, San Diego

Diener HC (1997) Kopf- und Gesichtsschmerzen. Diagnose und Behandlung in der Praxis. Thieme, Stuttgart

Diener HC, Maier C (1997) Das Schmerz-Therapie-Buch, Thieme, Stuttgart

Ensink FBM, Soyka D (Hrsg) (1994) Migräne. Springer, Berlin, Heidelberg, New York

Göbel H (1997) Die Kopfschmerzen. Springer, Berlin, Heidelberg, New York

Lance JW (1993) Mechanism and management of headache. Butterworth, Heinemann, Oxford

Olesen J, Tfelt-Hansen P, Welch KMA (eds) (1993) The headaches. Raven Press, New York

Patientenliteratur

Diener HC (1997) Migräne: Informationen und Ratschläge 5. Aufl. Chapman & Hall, Weinheim

Diener HC, Brauer KG (1994) Kopfschmerz, Migräne – was tun? Edition medpharm, Stuttgart

Göbel H (1994) Kopfschmerzen. Springer, Berlin, Heidelberg, New York

Peikert A (1993) Kopfschmerzen. Thieme, Stuttgart

Pfaffenrath V (1994) Migräne und Kopfschmerzen. Wort & Bild Verlag, Baierbrunn

Stiftung Warentest (1993) Kopfschmerzen Migräne. Stiftung Warentest, Berlin